Diptesh Rami
Rajesh Sethuraman
Bhagyashree Sutaria

# Funcionalidade oral em pacientes edêntulos

Diptesh Rami
Rajesh Sethuraman
Bhagyashree Sutaria

# Funcionalidade oral em pacientes edêntulos

## Avaliação do fluxo salivar, da eficiência mastigatória e da capacidade de estereognose oral

ScienciaScripts

**Imprint**



Cover image: www.ingimage.com

This book is a translation from the original published under ISBN 978-620-8-11869-3.

Publisher:
Sciencia Scripts
is a trademark of
Dodo Books Indian Ocean Ltd. and OmniScriptum S.R.L publishing group

120 High Road, East Finchley, London, N2 9ED, United Kingdom
Str. Armeneasca 28/1, office 1, Chisinau MD-2012, Republic of Moldova, Europe
Printed at: see last page
**ISBN: 978-620-8-20317-7**

# ÍNDICE DE CONTEÚDO

Capítulo 1

# Introdução

O edentulismo resulta na perda de dentes, mastigação, fonética, estética e bem-estar social[1] . A prótese dentária tem-se dedicado à reabilitação do edentulismo completo com prótese total convencional há quase um século. Os pacientes que são tratados com dentaduras completas também optam por próteses de dentaduras completas, principalmente devido ao seu desenho e à sua simplicidade económica. A investigação sobre próteses completas tem girado frequentemente em torno da ciência e das técnicas dos materiais. No entanto, apesar dos notáveis avanços nos materiais e nas técnicas, o sucesso do tratamento com próteses completas continua a ser um domínio imprevisível. Isto é principalmente atribuído à miríade de factores que determinam o sucesso da prótese total. É também muito surpreendente que mesmo as próteses completas mal feitas tenham grande sucesso nalguns pacientes. Enquanto as próteses concebidas com a máxima precisão podem falhar noutros pacientes[2] . Isto orienta a investigação para a identificação, avaliação, análise e comparação de factores que contribuem para o sucesso da prótese total.

Entre as várias expectativas que o utilizador de próteses completas tem, o desempenho mastigatório parece ter um significado genuíno[1] . O desempenho e a eficiência mastigatórios são definidos como a capacidade de reduzir os alimentos durante a mastigação e pela contagem do número de movimentos mastigatórios necessários para reduzir os alimentos a um determinado tamanho de partícula, respetivamente[3] . A mastigação é prejudicada nos adultos mais velhos que receberam um conjunto de próteses novas, especialmente nos pacientes que têm mais reabsorção do osso na mandíbula e naqueles cujas forças de mastigação estão diminuídas[4] . Foram apresentadas várias razões para este declínio, das quais a diminuição do fluxo salivar e a capacidade de adaptação às próteses parecem ser factores logicamente contributivos[5] . O processo de mastigação envolve um funcionamento estreito e coordenado entre a língua, o palato mole, as próteses completas e as secreções salivares.

O papel da saliva no bem-estar geral do ser humano continua a ser indiscutível. A saliva infecta é aquela poção mágica que desempenha uma infinidade de funções, nomeadamente limpeza e proteção, mastigação, apreciação do sabor, digestão, fala, excreção e regulação do equilíbrio hídrico. No que respeita à prótese dentária completa, a saliva tem sido apresentada como um indicador do sucesso da prótese completa. Além disso, o envelhecimento tem resultado frequentemente numa diminuição da secreção salivar e do fluxo[6] . Esta diminuição tem sido frequentemente uma das razões mais comuns para a incapacidade de usar, adaptar e mastigar com próteses completas.

Usar próteses dentárias é mais uma arte que depende do funcionamento sensorial e motor dos doentes. A capacidade da língua, palato, bochecha e dentes para discriminar e sentir o tamanho e a forma dos objectos. Sem os ver, é referida como estereognosia oral[7] . Esta capacidade tem sido uma área de investigação durante muitas décadas em relação à mastigação, adaptação, conforto e qualidade de vida relacionada com a saúde oral da prótese completa[2] . Com a diminuição da idade, a capacidade de estereognosia oral também diminui, pelo que pode estar relacionada com o sucesso da prótese total[7] . No entanto, existem resultados controversos sobre o efeito da estereognosia oral no sucesso da prótese total.

À medida que uma pessoa avança para o edentulismo completo, os factores acima referidos de secreção de saliva, estereognose oral e mastigação começam a diminuir4[, 6 e 7]. No entanto, o fabrico e o uso de uma prótese completa reabilita frequentemente a mastigação em grande medida na maioria da população. Isto está relacionado com a evidência científica de que a terapia com próteses completas melhora a mastigação, no entanto, uma fração considerável de pacientes relata frequentemente que não há melhoria na capacidade de mastigação, apesar das próteses bem feitas. Nestes doentes, é lógico esperar que os factores de adaptação do doente e a secreção de saliva desempenhem um papel fundamental na eficiência mastigatória.

A construção de uma prótese completa no melhor dos domínios da prostodontia. Desta forma, restaura-se a fisiologia do sistema estomatognático. No entanto, a avaliação prognóstica da fisiologia existente dos pacientes como indicador do sucesso da prótese completa continua a ser controversa. Além disso, esta controvérsia torna-se mais intrigante com os factores que contribuem para a estereognose e a saliva.

O efeito do uso de próteses completas na mastigação, estereognosia e secreção salivar foi estudado no passado. A maioria dos estudos refere uma melhoria na mastigação e na secreção salivar. O efeito da prótese completa na estereognosia oral não é conclusivo. Embora estes estudos apresentem uma boa validade interna, carecem de validade externa devido às diferenças na composição demográfica, nutricional e fisiológica da população indiana. Além disso, estes estudos foram estudos independentes que avaliaram o efeito das próteses completas no efeito mastigatório, no fluxo salivar e na capacidade estereognóstica. A revisão exaustiva da literatura não apresentou um único estudo que avaliasse o efeito das próteses completas no fluxo salivar, na eficácia mastigatória e na capacidade de estereognose oral na população indiana. Além disso, a correlação entre estes parâmetros e os utilizadores de próteses totais foi considerada necessária, uma vez que pode fornecer provas pertinentes sobre o efeito da terapia com próteses totais no fluxo salivar, na eficácia mastigatória e na capacidade de estereognóstico oral. Neste contexto, foi planeado um estudo transversal para avaliar o efeito do uso de próteses completas no fluxo salivar, na eficácia mastigatória e na capacidade estereognóstica. A hipótese nula apresentada foi a de que não existe efeito do tratamento com próteses completas no fluxo salivar, na eficácia mastigatória e na capacidade estereognóstica oral.

Capítulo 2

# Finalidade e objectivos

## AIM

Avaliar a correlação entre a capacidade de Estereognóstico Oral, o fluxo salivar e a Eficácia Mastigatória em utilizadores de próteses totais convencionais.

## OBJECTIVOS

- ✓ Avaliar a capacidade estereognóstica oral, o fluxo salivar e a eficácia mastigatória em utilizadores de próteses totais convencionais antes e depois da utilização da prótese.
- ✓ Comparar a capacidade estereognóstica oral, o fluxo salivar e a eficácia mastigatória antes e depois de usar uma prótese completa.
- ✓ Avaliar a correlação entre a capacidade estereognóstica oral, o fluxo salivar e a eficácia mastigatória antes e depois da utilização da prótese completa.

Capítulo 3

# Revisão da literatura

**Grossman RC em 1964**[8] determinou o método de avaliação da sensação da superfície oral. Incluíram três pacientes adolescentes afectados por paralisia cerebral atetóide e trinta indivíduos normais do sexo masculino e feminino. Todos os participantes tinham idades compreendidas entre os dez e os quarenta anos. Utilizaram dez objectos de plástico com diferentes tamanhos e formas. Utilizaram dois métodos. No primeiro método, pediram aos pacientes que identificassem o objeto sem usar os dentes ou os lábios. Em seguida, foi-lhes pedido que elevassem os objectos de teste contra o palato duro posterior com a língua e que colocassem a ponta da língua contra a superfície palatina dos dentes anteriores superiores. Estes procedimentos foram repetidos após a cobertura do palato duro com uma prótese e novamente após anestesia de bloqueio do nervo lingual bilateral com cloridrato de lidocaína a 2% e epinefrina 1/100.000. No segundo método foram realizadas avaliações da língua na sua ponta, margens laterais e dorso. Estas avaliações foram efectuadas com um par de divisores de arco modificados, suspensos do galope de rotação de um dinamómetro, para garantir uma força de contacto inferior a 0,5 gm contra o tecido. Todos os indivíduos normais foram capazes de identificar pelo menos 70 por cento das formas geométricas manipulando ativamente os objectos contra o palato com a língua. As formas não puderam ser diferenciadas quando os objectos foram segurados pela superfície médio-dorsal da língua contra o palato duro posterior. Também não eram distinguíveis após anestesia lingual, a menos que os objectos entrassem em contacto com os dentes ou os lábios. Os indivíduos normais distinguiram dois contactos separados na ponta e na parte anterior do dorso da língua quando a distância entre os pontos de contacto era superior a 2-3 mm. Distinções semelhantes nas margens laterais e nas regiões posteriores do dorso da língua requeriam uma separação de pelo menos 1 cm. Esses achados são compatíveis com a variação regional dos elementos sensoriais da superfície oral revelada pela revisão da literatura histológica.

**Langer A, Michman J em 1968**[9] realizaram um estudo para avaliar a perceção oral após a colocação da prótese. O estudo consistiu em doze participantes com 44 a 72 anos de idade. Eles foram divididos em dois grupos. Experientes e inexperientes. Um grupo continha 7 participantes que tinham experiência no uso de próteses completas há pelo menos 5 anos. O segundo grupo de 5 indivíduos era desdentado durante um curto período de cerca de 6 a 10 semanas e nunca tinha usado qualquer tipo de prótese amovível antes do início desta experiência. A experiência foi dividida em 3 testes realizados durante a mesma sessão. O primeiro teste foi de familiarização. Foram dados a todos os sujeitos 5 paus de borracha preta de forma e cor uniformes. Cada bastão tinha 5 cm. de comprimento, 7 mm. de largura e 3 mm. de espessura, mas cada um tinha um grau de dureza diferente. De seguida, foram dados aos sujeitos 3 paus de borracha, um macio, um médio e um duro, com graus I.S.O. de 35, 65 e 95. Os sujeitos tinham de distinguir entre os diferentes graus de dureza mordendo os paus de teste. Os testes de mordedura foram efectuados primeiro nos dentes posteriores esquerdos, depois nos dentes posteriores direitos e finalmente nos dentes anteriores. No terceiro teste, seguindo o mesmo procedimento do segundo teste, foram utilizados 5 palitos com graus de dureza I.S.O. de 35, 50, 65, 80 e 95. Durante os dias seguintes, sempre que necessário, as próteses foram ajustadas e as interferências oclusais foram corrigidas. Foi notada uma diferença definitiva entre utilizadores de próteses experientes e inexperientes. Cinco dos 7 indivíduos que passaram com sucesso o teste de 5 graus eram utilizadores experientes de próteses dentárias, enquanto 2 não tinham usado próteses anteriormente. Após uma semana, os 3 indivíduos do grupo inexperiente, que não tiveram sucesso no teste percetivo de 5 graus imediatamente após a colocação das próteses, passaram o mesmo teste com sucesso. A anestesia tópica não teve qualquer efeito nos resultados. Os doentes com próteses completas experientes conseguiram percecionar e distinguir melhor os diferentes graus de dureza dos paus de borracha quando testados imediatamente após a colocação das próteses do que os doentes com próteses inexperientes. O grupo de pacientes inexperientes conseguiu distinguir diferentes consistências, mas precisou de alguns ajustes para adquirir a mesma capacidade que o grupo experiente. Após uma semana, não foi possível observar qualquer diferença prática entre os dois grupos. A anestesia tópica e a anestesia infiltrativa não afectaram a capacidade dos doentes para distinguir as diferentes consistências dos paus de teste de borracha.

**Litvak H, Silverman SI, Garfinkel L em 1971**[10] efectuaram um estudo para investigar a capacidade estereognóstica oral em pacientes dentados e completamente desdentados. Eles dividiram os pacientes em dois grupos. Um grupo era constituído por doentes com idades compreendidas entre os 21 e os 31 anos e o outro grupo por doentes com idades compreendidas entre os 51 e os 72 anos. As diferentes formas utilizadas no estudo foram divididas em dois grupos. Num dos grupos, cinco formas apresentavam diferentes alterações na superfície e as outras cinco apresentavam alterações na forma. Foram incorporadas alterações de forma e de superfície nas peças de teste. Os resultados mostraram que a estereognosia oral era mais elevada no grupo de dentados mais jovens e que, com a idade, diminuía. Verificaram também que os doentes completamente desdentados apresentavam uma maior capacidade estereognóstica quando tinham próteses maxilares e mandibulares na boca. Além disso, os pacientes edêntulos que relataram mais problemas pós-inserção e menor nível de satisfação apresentaram maior nível de capacidade estereognóstica oral do que os pacientes que relataram poucos ou nenhum problema.

**Van Aken AAM, Van Wass MAJ, Kalk W, Van Rossum GMJM em 1991**[11] realizaram um estudo para avaliar as diferenças na capacidade de perceção oral entre os pacientes que usavam próteses completas. Verificaram que o teste utilizado para avaliar a capacidade de estereognóstico oral dos doentes era fiável. O estudo mostrou uma relação positiva entre a capacidade de estereognóstico oral e a satisfação com a prótese total.

**Calhoun KH, Gibson B, Hartley L, Minton J, Hokanson JA em 1992**[12] realizaram um estudo para investigar a alteração da perceção oral devido às mudanças de idade. A amostra do estudo foi constituída por 60 adultos saudáveis. Estes adultos foram categorizados em cinco grupos etários de 20 a 80 anos ou mais, com um intervalo de 15 anos. A sensibilidade térmica, a sensibilidade somestésica e a propriocepção não sofreram qualquer efeito das mudanças de idade. Após os 80 anos de idade, houve uma redução da sensação tátil e vibratória no lábio ($P<.01$). A sensação vibratória do palato mole não se alterou. Até aos 80 anos, a capacidade estereognóstica manteve-se boa e depois começou a diminuir ($P<.01$). O lábio superior, as bochechas e o lábio inferior mostraram um fraco discernimento. Concluíram que a idade teve efeito sobre a função sensorial oral somente após os 80 anos, até então permaneceu boa.

**Slagter Ad. P, Olthoff LW, Bosman P, Steen Willem HA em 1992**[13] efectuou um estudo para avaliar a relação entre a eficiência mastigatória, a prótese e o estado oral em indivíduos completamente desdentados. Um total de 38 indivíduos completamente desdentados foi incluído no estudo. A eficiência mastigatória foi investigada com um alimento artificial duro de teste. Os pacientes tiveram de responder a um questionário sobre a capacidade de mastigação. A qualidade da prótese e a condição oral também foram avaliadas. Foi encontrada uma correlação fraca mas significativa entre a capacidade de mastigação e a experiência com a perda do osso alveolar mandibular. Os resultados mostraram que os dentistas precisam de se basear em testes de capacidade de mastigação em vez de questionários de pacientes para avaliar a capacidade dos pacientes para triturar tipos de alimentos duros a difíceis.

**Garrett NR, Kapur KK, Jochen DG em 1994**[2] efectuaram um estudo para avaliar a correlação entre a estereognose oral e a eficácia mastigatória em participantes que usavam próteses completas. O estudo consiste em 71 pacientes dentados e 64 utilizadores de próteses completas. A capacidade estereognóstica foi avaliada nos utilizadores de prótese total com e sem prótese. Não foram encontradas alterações significativas na pontuação da capacidade estereognóstica oral entre ambos os grupos. Ambos os grupos reconheceram 68% dos itens corretamente. Isto mostrou que os receptores presentes nos ligamentos periodontais tinham um papel muito menor na identificação das formas e do tamanho dos objectos. A perda de dentes e a prótese não reduziram a capacidade estereognóstica oral do paciente. A correlação entre o desempenho mastigatório e a capacidade estereognóstica variou em magnitude de 0,01 a 0,12 ($P > 0,05$).

**Muller F, Link I, Fuhr K, Utz KH em 1995**[14] realizaram um estudo para avaliar a capacidade estereognóstica oral e a sensibilidade tátil em pacientes completamente desdentados. No total, 67 pacientes foram incluídos no estudo. Todos os pacientes receberam um novo conjunto de prótese completa 2-3 semanas antes do início do estudo. A capacidade estereognóstica oral foi realizada utilizando 12 tamanhos e formas diferentes de peças gustativas. A capacidade de adaptação da prótese foi verificada através de um questionário. A retenção da prótese é avaliada clinicamente. A identificação das peças gustativas e o tempo médio despendido pelos doentes foram factores relacionados com a idade, mas não existe qualquer relação com a capacidade dos doentes para a adaptação da prótese. A sensibilidade tátil diminuiu com a idade. A conclusão deste estudo foi que não existe relação entre a capacidade estereognóstica oral e os problemas de adaptação da prótese total.

**Al-Rifaiy MQ, Sherfuddin H, Abdullah MA em 1996**[15] efectuaram um estudo para avaliar o efeito da estereognose oral no sucesso da prótese completa. O estudo consistiu em 30 pacientes completamente desdentados. A capacidade estereognóstica oral destes 30 pacientes foi avaliada sem prótese. De seguida, foi construída a prótese completa. Foi aplicado um questionário aos pacientes relativamente ao desempenho da prótese completa no que diz respeito à retenção e estabilidade, mastigação e fala. O desempenho da prótese foi dividido em 3 grupos: bom, razoável e mau, de acordo com a avaliação subjectiva dos pacientes. Concluíram que existia uma correlação significativa entre a capacidade de estereognóstico oral e o desempenho subjetivo da prótese em termos de retenção e estabilidade ($p = 0,0077$), mastigação e fala ($p = 0,0001$).

**Koshino H, Hirai T, Ishijima T, Ikeda Y em 1997**[16] realizaram um estudo para avaliar a correlação entre a capacidade motora da língua e a eficácia mastigatória em adultos dentados, idosos dentados e idosos que usam próteses totais. O estudo consistiu em 30 adultos dentados saudáveis, 10 idosos dentados e 20 pacientes completamente desdentados que usam próteses. O sistema de ultra-sons foi utilizado para avaliar a capacidade motora da língua e o método de peneiração para avaliar o desempenho mastigatório. Os indivíduos adultos dentados apresentaram maior habilidade motora da língua do que os idosos dentados e completamente edêntulos ($p < 0,05$, teste de Duncan). A idade foi significativamente correlacionada com as habilidades motoras da língua de indivíduos completamente edêntulos ($p < 0,01$). Já a capacidade mastigatória foi reduzida no mesmo grupo ($p < 0,01$). Foi obtido um coeficiente de correlação de 0,74 entre a capacidade mastigatória e as habilidades motoras da língua em indivíduos completamente edêntulos ($p < 0,01$).

**Mantecchini G, Basi F, Pera P, Preti G em 1998**[17] efectuaram um estudo para avaliar a capacidade estereognóstica oral em pacientes completamente edêntulos que usavam próteses completas. O estudo consiste em 37 pacientes completamente desdentados. Utilizaram cinco peças de teste (quadrado, triângulo, semi-círculo, retângulo e círculo) para a avaliação da capacidade estereognóstica oral. O teste foi realizado no início do tratamento, com a nova prótese no momento da inserção e três meses após a inserção da prótese. Os resultados mostraram que a capacidade estereognóstica era fraca nos indivíduos mais velhos quando comparados com os mais novos. Concluíram também 5 afirmações

1. Com o envelhecimento, verifica-se um declínio da capacidade estereognóstica oral
2. A duração do edentulismo não influenciou a capacidade estereognóstica oral.
3. A capacidade estereognóstica oral não é afetada pela cobertura da mucosa palatina.
4. A restauração protética correta melhora a capacidade estereognóstica oral.

5. Os doentes que não se sentem confortáveis a usar dentaduras ou que mostram uma má adaptação às dentaduras completas apresentam pontuações estereognósticas orais fracas quando não usam dentaduras.

**Yeh CK, Johnson DA, Dodds MWJ, Sakai S, Rugh JD, Hatch JP em 2000**[6] efectuaram um estudo para avaliar a relação entre a taxa de secreção salivar e a força mastigatória. Foi recolhida saliva estimulada e não estimulada num total de 399 participantes. A força mastigatória foi medida usando um transdutor de força gnatodinâmico. O teste de correlação de Pearson mostrou uma correlação positiva significativa entre a força de mastigação e as taxas de fluxo salivar para a saliva estimulada e não estimulada. Para ambos os tipos de saliva, a taxa de fluxo do grupo de mastigação alta foi significativamente mais elevada do que a do grupo de mastigação baixa e moderada-alta. Estes resultados mostraram que a força de mastigação e as taxas de fluxo salivar estavam relacionadas com a idade.

**Anastassiadou V, Heath MR em 2001**[4] realizaram um estudo para introduzir e aceder a um teste fácil para avaliar a eficácia mastigatória dos alimentos e o sucesso protético da terapia de prótese nos pacientes idosos. A perda de peso das gengivas durante a mastigação e a saliva segregada durante a mastigação são pesadas. Selecionaram cinco participantes edêntulos e três dentados para o estudo. Foram escolhidas quatro gomas de mascar comercialmente disponíveis no mercado. As quatro são de origem e dureza diferentes e foram provadas. O grupo de controlo foi selecionado sem edulcorantes para a estimulação da saliva. De entre os quatro grupos, um participante mastigou uma pastilha elástica durante um determinado número de toques. A saliva segregada é recolhida num recipiente e pesada. A pastilha elástica mastigada foi limpa com água, seca e depois colocada no exsicador. A perda total de peso da pastilha elástica é medida. Esta redução do peso da goma de mascar deve-se à perda de edulcorantes da goma de mascar. Esta redução constitui uma medida objetiva da eficácia mastigatória. A perda de peso da pastilha elástica revelou um grande número de diferenças entre as pastilhas elásticas, os sujeitos e o número de golpes. A eficácia mastigatória foi significativamente correlacionada com a taxa de secreção salivar entre dois sujeitos. A correlação entre os sujeitos e a goma de mascar foi estatisticamente significativa, tendo sido calculada com a ajuda de um teste ANOVA. A diferença na espessura das diferentes gomas de mascar também pode fornecer a taxa de sucesso na estabilidade da prótese.

**Pow Edmond HN, Leung Katherine CM, McMillan AS, Wong May CM, Li Leonard SW, Ho SL em 2001**[18] efectuaram um estudo para avaliar a estereognosia oral nos participantes com AVC e doença de Parkinson. Compararam-na em pacientes completamente edêntulos e parcialmente edêntulos. Em ambos os grupos, o teste de capacidade estereognóstica oral foi realizado com diferentes formas de peças de teste. Estas peças de teste foram colocadas na boca do participante e este teve de identificar os objectos sem os ver. O teste foi realizado com e sem dentadura em ambos os grupos. A ANOVA e o teste t não pareado foram utilizados para a comparação. Os pacientes com problemas de AVC mostraram uma capacidade estereognóstica pobre sem dentaduras quando comparados com pacientes parcialmente dentados. Com próteses, a pontuação da capacidade estereognóstica oral foi semelhante em ambos os grupos. As pontuações da capacidade estereognóstica foram fracas nos doentes com AVC completamente desdentados com e sem próteses, quando comparados com os doentes desdentados de controlo. A capacidade estereognóstica oral foi menos afetada nos doentes com AVC parcialmente dentados do que nos doentes edêntulos.

**Leung KCM, Pow EH. N, Mcmillan AS, Wong MCM, Li LSW, Ho SL em 2002**[19] efectuou um estudo de estereognose para avaliar a capacidade estereognóstica e motora oral em participantes completamente desdentados com AVC e doença de Parkinson antes e depois da construção de próteses completas. Os pacientes com problemas de AVC mostraram uma capacidade estereognóstica mais fraca do que os participantes com doença de Parkinson e o grupo de controlo. ($p < 0.02$). A estereognosia melhorou quando todos os pacientes usaram as próteses. Entre os grupos, a capacidade motora oral não mostrou qualquer diferença. O uso de próteses ajudou todos os pacientes a ter uma melhor perceção dos objectos. Assim, os doentes edêntulos com AVC devem ser encorajados a usar a prótese para que a capacidade estereognóstica oral seja menos afetada.

**Ikebe K et al em 2002**[20] efectuaram um estudo para examinar a relação entre a taxa de produção de saliva e a função oral nos idosos japoneses. O estudo consistiu em 351 pacientes (189 homens e 162 mulheres) com uma idade média de 66,7±4,3 anos. Foi utilizado o método de mastigação para a recolha de saliva estimulada. Foi pedido aos doentes que avaliassem a sua capacidade de mastigar os alimentos e a sua satisfação global com a função oral. Os resultados da regressão logística múltipla mostraram que o género tinha um impacto na hipossalivação (OR 1,67; $P < .05$). A hipossalivação (OR 3,40; $P < 0,05$) e o baixo fluxo salivar percebido (OR 5,35; $P < 0,05$) foram significativamente associados à insatisfação com o paladar. A diminuição do discernimento do fluxo salivar também foi significativamente relacionada com a capacidade de mastigação auto-avaliada (OR, 3,32; $P < 0,01$). Concluíram que a diminuição da salivação e a baixa sensibilidade do fluxo salivar estavam positivamente relacionadas com a função mastigatória e a saciedade gustativa.

**Okiyama S, Ikebe K Nokubi T em 2003**[21] efectuaram um estudo para examinar a relação entre o desempenho mastigatório e a força máxima de oclusão em homens jovens dentados. Avaliaram o desempenho mastigatório e a força máxima de oclusão com vários alimentos de diferentes durezas. Foram utilizadas duas gomas de gelatina de dureza diferente como alimento de teste. A investigação do desempenho mastigatório foi efectuada através do exame do aumento da área de superfície das peças de teste. Este facto foi avaliado pela concentração de gelatina. As folhas sensíveis à pressão foram utilizadas para a avaliação da força máxima de mordida. Ambas as gelatinas mostraram uma correlação positiva significativa com a força máxima de mordida.

**Hirano K, Hirano S, Hayakawa I em 2004**[22] realizaram um estudo para avaliar o efeito da capacidade de perceção oral na eficácia da mastigação. Incluíram um total de 15 indivíduos no estudo. Todos os sujeitos foram instruídos a identificar os objectos colocados na boca sem ver, com a ajuda da língua, do palato e dos lábios. A pontuação da resposta e o tempo necessário para o efeito foram anotados e utilizados para a avaliação da capacidade estereognóstica oral dos doentes. A função mastigatória foi examinada através do método de peneiração com 3 g de amendoins. O coeficiente de correlação foi utilizado para avaliar a relação entre a estereognose oral e a eficiência mastigatória. Concluíram que havia uma correlação positiva entre a estereognosia oral e a função mastigatória. Sugeriram que a função sensório-motora oral pode ter um efeito sobre a eficiência mastigatória.

**Engelen L, Van der Bilt A, Bosman F em 2004**[23] realizaram um estudo para avaliar a correlação entre o desempenho mastigatório e a capacidade de perceção oral. Incluíram um total de 22 participantes no estudo. A capacidade de perceção oral e o tamanho da cominuição dos alimentos foram avaliados em todos os participantes antes e depois da anestesia tópica. Não houve efeito da anestesia tópica na capacidade de perceção, mas houve uma redução significativa na sensibilidade espacial. Sem anestesia, foi encontrada uma relação entre a capacidade estereognóstica oral dos tamanhos das esferas metálicas e dos tamanhos das partículas dos alimentos. Não se verificou qualquer relação entre a sensibilidade espacial e o tamanho das partículas alimentares.

**Kazunori I, Kentaro M, Ken-ichi M, Tomohiro H, Takashi N em 2005**[24] realizaram um estudo para avaliar a validade da verificação da eficácia mastigatória com gomas de gelatina de teste. Foram investigados vários factores para avaliar o desempenho mastigatório, como a temperatura e a duração do tempo de enxaguamento em água, a temperatura da água destilada e o tempo de dissolução da glucose. A exatidão do teste foi verificada através da correlação entre a área de superfície do alimento testado e a concentração de glucose. Para a análise estatística, foi utilizado o teste t de Student ou o teste ANOVA com um nível de significância de 5%. Para a comparação múltipla, foi utilizado o método de Bonferroni. Os resultados mostraram que a concentração de glucose diminuía gradualmente ($P<0,05$) à medida que o tempo de enxaguamento aumentava, mas tendia a manter-se inalterada aos 30 segundos ou mais. Para dissolver a glucose, à medida que a temperatura da água destilada aumentava, a concentração de glucose também aumentava constantemente ($P < 0,05$). Uma análise de regressão linear mostrou uma correlação significativa mais elevada da glucose dissolvida com a área de superfície ($mm^2$ ) do alimento testado ($r = 0,993$, $p<0,01$). Concluíram que a concentração de glucose dissolvida da goma de gelatina de teste mostrou uma elevada reprodutibilidade e exatidão quando o tempo de lavagem, a temperatura da água destilada e o tempo de dissolução da glucose foram rigorosamente seguidos.

**Ikebe K, Nokubi T, Morii K, Kashiwagi J, Furuya M em 2005**[25] efectuaram um estudo para investigar o efeito da idade e do suporte oclusal na força de mordida em pessoas idosas. Foram incluídos 850 pacientes idosos com mais de 60 anos de idade. A força mastigatória máxima bilateral foi medida na posição intercuspídea. A força mastigatória foi estatisticamente significativa, mas registou-se uma correlação negativa fraca de Spearman com a idade ($r=-0,24$, $p<0,001$). Não houve correlação significativa entre a idade e a força mastigatória. Concluíram que a redução da saúde geral e dos batentes oclusais pode afetar a força de mordida em pessoas idosas com o avançar da idade.

**Ikebe K, Matsuda K, Morii K, Furuya-Yoshinaka M, Nokubi T, Renner RP em 2006**[1] avaliaram a correlação entre a eficácia mastigatória em pacientes idosos e a idade, o número de dentes posteriores em oclusão, a força de mordida e a salivação. Foram incluídos 328 participantes com idade superior a 60 anos. A eficácia mastigatória foi testada utilizando gomas de gelatina, medindo a concentração de glucose dissolvida derivada dessas gomas. A força oclusal máxima bilateral é medida na posição máxima intercuspidal com a ajuda de folhas especiais sensíveis à pressão. A saliva estimulada foi obtida através do método de mastigação. Os sujeitos foram divididos em três grupos no que diz respeito aos contactos oclusais posteriores. Os resultados mostraram que a eficácia mastigatória e todas as outras variáveis testadas tinham uma correlação significativa entre si. Dentro dos grupos, a força oclusal estava relacionada com a eficácia mastigatória, mas não com a idade. No caso da taxa de fluxo salivar, a hipossalivação teve uma correlação significativa com a eficácia mastigatória em alguns grupos. A eficácia mastigatória foi positivamente correlacionada com o número de dentes posteriores em oclusão, a hipossalivação e a força oclusal total.

**Ikebe K et al em 2007**[5] efectuaram um estudo para avaliar a associação entre a estereognóstica oral e a eficácia mastigatória em pacientes idosos que usam próteses completas. O estudo consistiu em 30 pacientes edêntulos sem quaisquer sintomas orais ou patologias. Os testes de capacidade estereognóstica oral foram avaliados através de 12 formas gustativas diferentes. Foi registado o tempo que os pacientes demoraram a identificar as peças do teste. As respostas foram determinadas através de uma escala de 3 pontos. A eficácia mastigatória foi avaliada com a ajuda da concentração de glucose dissolvida nos alimentos de teste. A força durante a intercuspidação foi determinada com folhas indicadoras de pressão. O método de mastigação foi utilizado para a recolha de saliva. A significância estatística foi fixada em $P<.05$. A análise de regressão linear múltipla stepwise mostrou que a eficácia mastigatória estava significativamente relacionada com a força oclusal máxima ($\beta =.65$, $P < .001$), pontuação da capacidade estereognóstica oral ($\beta = .51$, $P < .001$) e hipossalivação ($\beta = -.26$, $P = .042$). A redução da capacidade de perceção oral, as baixas forças oclusais e a hipossalivação mostraram associação com a eficácia mastigatória em pacientes idosos usuários de próteses.

**Ikebe K, Amemiya M, Morii K, Matsuda K, Yoshinaka MF, Nokubi T em 2007**[26] estudaram a diferença na função sensorial oral após o uso de próteses com a ajuda da estereognosia oral. O estudo consistiu em 20 pacientes dentados e 30 edêntulos. 30 estudantes dentados foram considerados como grupo de controlo. O teste de capacidade estereognóstica oral foi efectuado com 12 peças gustativas diferentes. O tempo que os doentes demoraram a reconhecer as peças gustativas foi registado e as respostas foram avaliadas utilizando uma escala ordinal. A pontuação da capacidade estereognóstica oral foi significativamente mais elevada nos pacientes dentados mais velhos e nos pacientes completamente desdentados. No entanto, não existe uma alteração significativa na pontuação da estereognose oral entre os utilizadores de próteses totais e os participantes dentados mais velhos. Os utilizadores de próteses não dentárias apresentaram uma pontuação fraca e demoraram mais tempo para a categorização. A diferença relacionada com a idade esteve presente na perceção oral. No entanto, não se registaram alterações significativas na função sensorial oral entre os dois grupos.

**Kawagishi S, Kou F, Yoshino K, Tanaka T, Masumi S em 2009**[27] efectuaram um estudo para examinar o efeito da língua na capacidade de estereognóstico oral com a idade. Estudaram 269 doentes jovens com uma idade média de 24,5 anos e 60 doentes idosos com uma idade média de 80,5 anos. A avaliação da capacidade de estereognóstico oral foi efectuada com 20 formas diferentes de peças gustativas. Os doentes tinham de identificar a forma de um objeto colocado na boca. Os doentes mais jovens apresentaram uma maior capacidade de identificação das peças gustativas do que os doentes mais velhos, com um valor de $P < 0,001$. O sexo (masculino/feminino) e a presença de uma prótese artificial não tiveram qualquer efeito na pontuação estereognóstica oral. Os pacientes foram treinados posteriormente para identificar as peças de teste. Após o treino, houve uma melhoria significativa nas respostas corretas com um valor de p ($P < 0,05$). Com os achados acima, concluiu-se que os pacientes mais velhos mostraram redução na capacidade de perceção oral da língua do que os pacientes mais jovens.

**Patel JR, Sethuraman R, Chaudhary J em 2010**[7] estudaram o efeito do uso de próteses completas na função sensorial oral em pacientes completamente desdentados. O estudo consistiu em 30 pacientes completamente desdentados. Foram fabricadas 12 peças gustativas e colocadas na boca do paciente duas vezes, uma antes de usar a prótese e outra depois de usar a prótese. O tempo necessário para classificar o objeto foi anotado. A identificação correta de cada peça gustativa foi classificada com a pontuação estereognóstica oral. Os resultados do estudo mostraram que a capacidade de estereognóstico oral aumentou após o uso da prótese completa, quando comparada com a capacidade antes do uso da prótese completa. ($p<0.000$). O tempo necessário para a reorganização das peças de teste foi menor nos utilizadores de prótese total do que nos pacientes completamente desdentados. Concluíram que a mucosa palatina coberta pela prótese não afectou a capacidade estereognóstica oral, em vez de ter havido uma melhoria na capacidade estereognóstica oral dos doentes.

**Bhandari A, Hegde C, Prasad K em 2010**[3] correlacionou a capacidade estereognóstica oral e a eficiência mastigatória antes e depois da inserção da prótese completa em pacientes completamente desdentados. O estudo foi realizado em duas metades. Na primeira metade, no momento da inserção da prótese, a capacidade estereognóstica oral e a eficiência mastigatória foram medidas. Os pacientes foram chamados após 6 meses para o acompanhamento e o mesmo procedimento foi novamente efectuado. Os resultados não revelaram uma forte correlação entre a capacidade estereognóstica oral e a eficiência mastigatória. Muitas afirmações foram apresentadas sobre a capacidade de estereognóstico oral na literatura, mas nenhuma conclusão foi obtida. Dentro das limitações do estudo, concluíram que com a adaptação da prótese ao meio bucal, a capacidade estereognóstica oral apresentou melhora. À medida que a adaptação melhora, a eficiência mastigatória também melhora. Este estudo mostrou uma correlação fraca entre a estereognose oral e a eficiência mastigatória.

**Amarasena J, Jayasinghe V, Amarasena N, Yamada Y em 2010**[28] realizaram um estudo para examinar as alterações que ocorrem na capacidade estereognóstica em utilizadores de próteses completas mais recentes e mais antigos. O estudo consistiu em 8 utilizadores de próteses completas mais recentes e 8 mais antigos. A capacidade estereognóstica oral foi medida através da verificação da perceção oral do paciente em relação a cinco objectos de tamanhos diferentes. O teste foi efectuado em 3 fases, principalmente imediatamente antes da colocação da prótese, 30 minutos após a colocação da prótese e um mês após a colocação da prótese completa. A ANOVA de duas vias com o post-hoc de Tukey não mostrou alterações significativas na capacidade estereognóstica oral entre os pacientes com próteses mais recentes e mais antigas. No entanto, a capacidade estereognóstica oral foi influenciada pelo intervalo de tempo. Foi significativamente melhorada após 1 mês do que 30 minutos após o tratamento. Concluíram que a capacidade de estereognóstico oral apresentou uma melhoria significativa tanto nos utilizadores de próteses mais recentes como nos mais antigos após um mês de experiência.

**Kumamoto Y, Kaiba Y, Imamura S, Minakuchi S em 2010**[29] efectuaram um estudo para verificar o efeito da cobertura palatina por dentaduras na eficiência mastigatória e na capacidade de estereognóstico oral e também a correlação entre elas. Incluíram no estudo quinze pacientes dentados jovens com uma idade média de 26,4 anos. Utilizaram o método de peneiração para a avaliação da eficiência mastigatória e 12 peças de teste de diferentes tamanhos e formas para o teste de capacidade de perceção oral. O estudo foi realizado em três condições: controlo (sem base de prótese), uma base em forma de U com 10 mm de largura a partir da margem da gengiva e cobertura palatina total. A base tinha 1,5 mm de espessura. O resultado, com um nível de confiança de 95%, mostrou que a eficiência mastigatória diminuiu quando foi avaliada a base de prótese palatina completa. Mas a cobertura em forma de U não teve diferença estatística em relação à ausência de cobertura. A capacidade estereognóstica oral não foi influenciada por nenhuma das placas. Existe uma relação positiva significativa entre a eficiência mastigatória e a perceção oral no controlo e na placa A, mas não com a placa B. Concluíram que a cobertura parcial não teve qualquer efeito na eficiência mastigatória e na estereognose oral, mas a cobertura completa mostrou uma redução na eficiência mastigatória e pode afetar a relação entre a eficiência mastigatória e a estereognose oral.

**Ladha KG, Verma M em 2011**[30] efectuaram um estudo para avaliar as alterações que ocorrem na capacidade estereognóstica oral devido à fibrose submucosa oral. Foram incluídos 14 pacientes com fibrose submucosa oral de natureza não glossal. Também foi incluído um grupo de controlo, constituído por 15 doentes que não apresentavam quaisquer sintomas orais. A avaliação estatística não revelou qualquer diferença entre as pontuações de ambos os grupos.

**Kale AA, Godbole S. R., Sathe S em 2013**[31] avaliaram o efeito da presença de dentição natural e o efeito do uso de dentaduras na capacidade estereognóstica. O estudo consistiu num total de 30 pacientes (15 dentados e 15 edentados com 1 ano de uso de prótese). Foram utilizadas 3 amostras de teste em acrílico (quadrado, triângulo e redondo). Estas amostras de sabor foram colocadas na boca do doente e foi-lhe pedido que as reconhecesse com a ajuda da língua, da bochecha e do palato. O tempo de resposta para a identificação também é registado. O teste T não pareado mostrou uma diferença estatística na capacidade estereognóstica oral dos pacientes edêntulos com e sem prótese. (p=0.16). Os autores concluíram que a estereognose oral indicava o grau de capacidade de perceção oral dos doentes, que era mais elevado nos doentes dentados, seguidos dos utilizadores de próteses completas.

**Singh V, Mattoo KA em 2014**[32] efectuaram um estudo para avaliar o efeito da prótese completa na capacidade estereognóstica oral dos pacientes que usam prótese completa. O estudo foi realizado com 150 pacientes. Eles foram divididos em cinco grupos. Cada grupo tinha 30 pacientes. Esses cinco grupos eram compostos por pacientes dentados, completamente desdentados, desdentados que usavam apenas prótese mandibular, desdentados que usavam apenas prótese maxilar e desdentados que usavam prótese completa maxilar e mandibular. Todos os pacientes tiveram de identificar os 12 tipos diferentes de peças de teste colocadas na boca. O tempo de resposta foi registado. Os resultados indicam que a idade foi o fator que afectou a pontuação estereognóstica oral e o tempo de identificação. A prótese completa também teve um efeito na capacidade estereognóstica oral. Concluíram que era necessário ter em consideração a confeção de uma prótese completa, uma vez que esta pode melhorar a capacidade estereognóstica oral do doente.

Capítulo 4

# MATERIAIS E METODOLOGIA

Foi planeado um estudo para avaliar a correlação entre o fluxo salivar, a eficácia mastigatória e a capacidade estereognóstica em utilizadores de próteses totais convencionais. A aprovação para a realização do estudo foi obtida junto do comité de ética institucional com o número de aprovação: SVIEC/ON/DENT/BNPG-13/D14214 (Anexo I) e a conclusão do estudo foi obtida após a conclusão do estudo junto do comité de ética institucional com o número de conclusão do estudo: SVIEC/ON/DENT/BNPG-14/D15085 (Anexo II).

O estudo foi planeado como um estudo antes-depois com pacientes completamente edêntulos a serem avaliados quanto ao fluxo salivar, eficácia mastigatória e capacidade estereognóstica antes e depois da utilização da prótese completa. Com base no valor de referência relatado no estudo de Ikebe K. et al em 2007[5] , chegou-se a um tamanho de amostra de 32, estabelecendo um poder de 81% para detetar uma diferença de 308,0 entre a média da hipótese nula de 1308,0 e a média da hipótese alternativa de 1000,0, com um desvio padrão estimado de 574,0 e com um nível de significância (alfa) de 0,05, utilizando um teste de Wilcoxon de dois lados e assumindo que a distribuição real é normal. A fórmula utilizada foi:

$$n = \frac{2\,(Z_{\alpha/2} + Z_{1-\beta})^2}{\left\{\frac{\mu_1 - \mu_2}{\sigma}\right\}^2}$$

Onde,

$n$ = Tamanho da amostra

$Z\alpha /2$ = Erro de tipo I: 5% Nível de significância

$Z 1 -\beta$ = Poder: 80% Poder para este estudo

$\mu_1$ e $\mu_2$ = Média

$\sigma$ = Desvio padrão

Os doentes que se apresentaram no serviço de Medicina Dentária do departamento de Dentisteria Protética, Coroa e Ponte com uma queixa principal de dificuldade na mastigação de alimentos devido a perda dentária completa foram considerados para o rastreio da adequação deste estudo.

Os critérios de inclusão e exclusão para a seleção dos participantes foram

## Critérios de inclusão

1. Pacientes completamente desdentados
2. Pacientes que são novos utilizadores de próteses dentárias. (Utilizadores de próteses pela primeira vez)
3. Pacientes que estejam dispostos a participar no estudo e que se apresentem para acompanhamento no final de 6 meses após a colocação da prótese.

## Critérios de exclusão

1. História médica ou história de medicação que produz hipossalivação[1, 5]
2. Indivíduo com anomalias neuromusculares.
3. Doenças da língua ou antecedentes de cirurgia da língua
4. Traumatismo ou inflamação da língua/bochecha
5. Deformidades palatinas ou antecedentes de cirurgias palatinas
6. Doentes com xerostomia auto-declarada
7. Lesões orais de fibrose, leucoplasia, líquen plano, condições pré-cancerosas ou cancerosas.

## Materiais e armamento

➢ **Material a ser utilizado para a construção de uma prótese completa convencional. (Fig. 1)**

a. Tampa da cabeça
b. Máscara bucal
c. Luvas (luvas cirúrgicas de látex NULIFE)
d. Composto de impressão (DPI Pinnacle Function I.C., lote n.º 1151, Índia)
e. Hidrocolóide irreversível (alginato de impressão, Dental Impression Material, DPI, Índia)
f. Composto de baixa fusão (DPI Pinnacle tracing stick, lote n.º 7153, Índia)

g. Gesso dentário (Kalabhai Karson, lote n.º 31105; Mumbai, Índia)

h. Pedra dentária (Tipo III, Kalrok, Lote n.º 120204; Kalabhai Karson Mumbai, Índia)

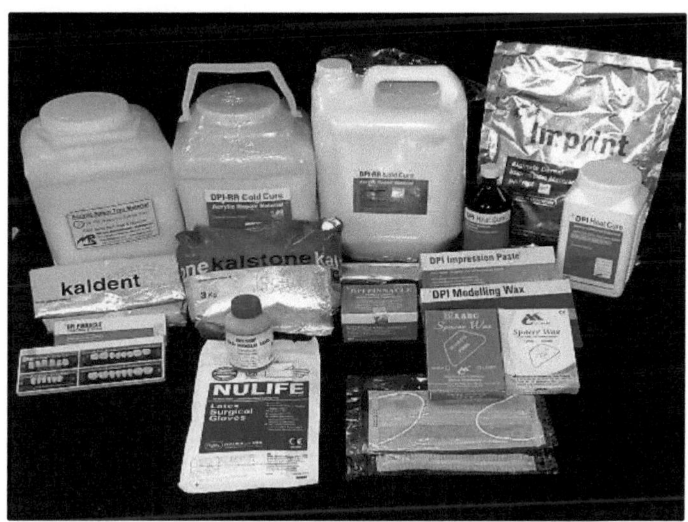


- **Instrumentos e equipamentos utilizados para o fabrico de uma prótese completa convencional (Fig. 2)**

a) Instrumentos de diagnóstico

b) Tabuleiro metálico Stock não perfurado e perfurado

c) Taça de borracha

d) Lâmina e cabo BP (Lâmina n.º 21, Cabo n.º 4, Glassvan)

e) Lápis indelével (KOH- I- Noor Hardmuth- Mondeluz 3720/14)

f) Alicates (Jaypee)

g) Trinchador Lecron

h) Faca de cera

i) Espátula de cera

j) Espátula de mistura ZOE

k) Espátula de gesso

l) Faca de gesso

m) Avião Fox

n) Frasco e pinças (Gen-441, Varsity Flask No. 7 Upper and Lower, S. S. Products, Deccan Dental Plus, Hyderabad, Índia)

o) Placa de aquecimento

p) Brocas para aparar próteses

q) Mandril com lixa

r) Laje de vidro

s) Bandeja de rins

t) Soprador de aparas

u) Espátula de plástico

v) Jarra de porcelana

w) Valor médio Articulador (Jabbar &company, Aligarh, U. P., Índia)

- **Materiais e equipamento utilizados para a avaliação do fluxo salivar (Fig. 3)**

a. Cera de parafina (Riddhi Traders, Vadodara, Índia)

b. Tubos graduados

- **Materiais e equipamento utilizados para a avaliação da capacidade estereognóstica (Fig. 4)**

  a. Papel de carta

  b. Metal Teste peças de 12 formas em dois tamanhos (quadrado, triângulo, semicírculo, retângulo, círculo, elipses) (pequeno e grande)

  c. Fio dentário (Menta, encerado, Oral-B, Índia)

  d. Autoclave (Gnatus-Autoclave-12L, Índia)

- **Materiais e equipamentos utilizados para a avaliação da eficácia mastigatória (Fig. 5)**

  a. Gomas de mascar (Wrigley's Orbit branco, sabor a menta doce, Índia)

  b. Gel de sílica (Sorbipak, Gujarat, Índia)

  c. Dessecador (EW0652524, Cole Parmer Desiccator, Mumbai, Índia)

  d. Papel absorvente

  e. Balança de pesagem (ATY224, Shimadzu, Maryland, E.U.A.)

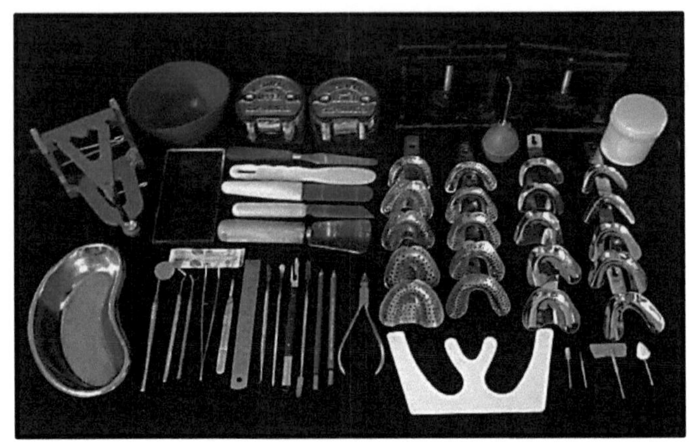

Fig. 2 Instrumentos e equipamentos utilizados para o fabrico de uma prótese completa convencional

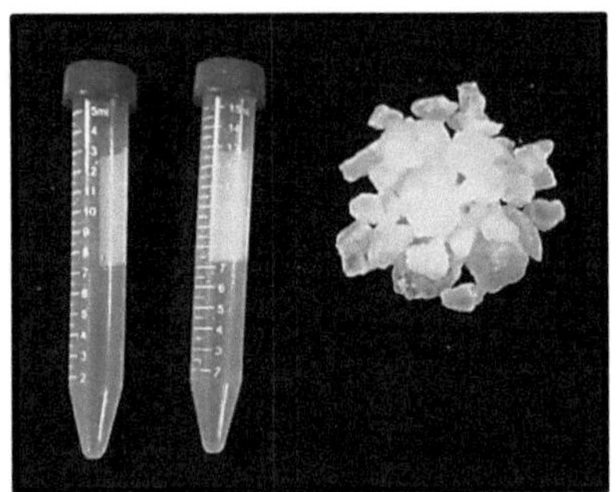

Fig. 3 Materiais e equipamentos utilizados para a recolha do fluxo salivar

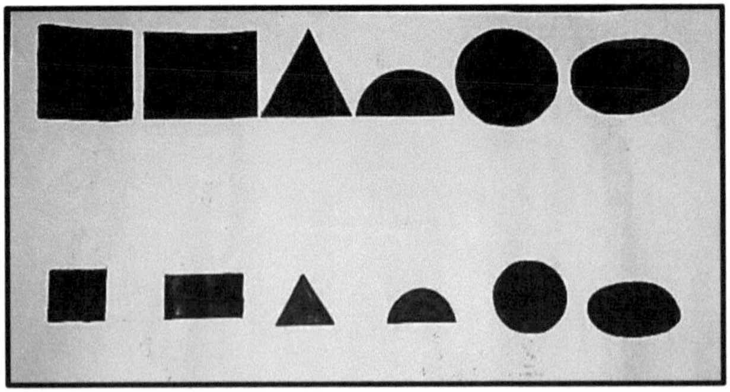

Fig. 4a Papel de carta

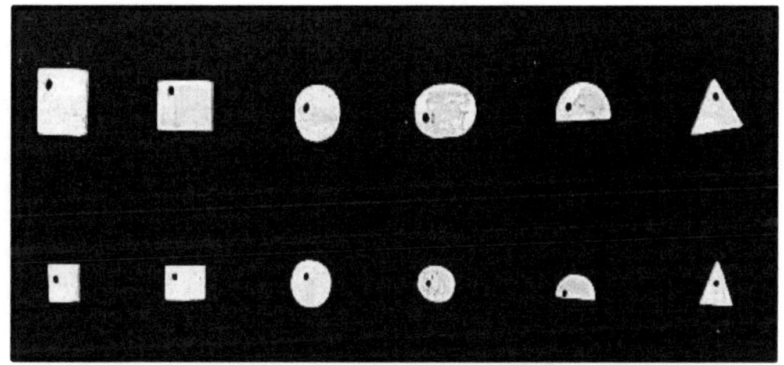

Fig. 4b Doze provetes metálicos

Fig. 4. Materiais e equipamentos utilizados para a avaliação da capacidade estereognóstica

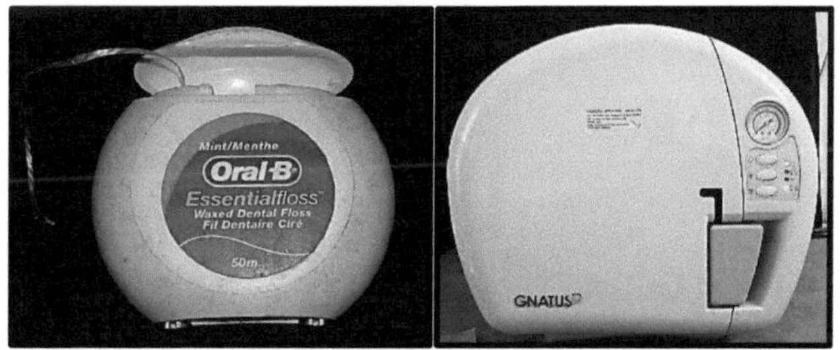


Fig. 4c Fio dental

Fig. 4d Autoclave

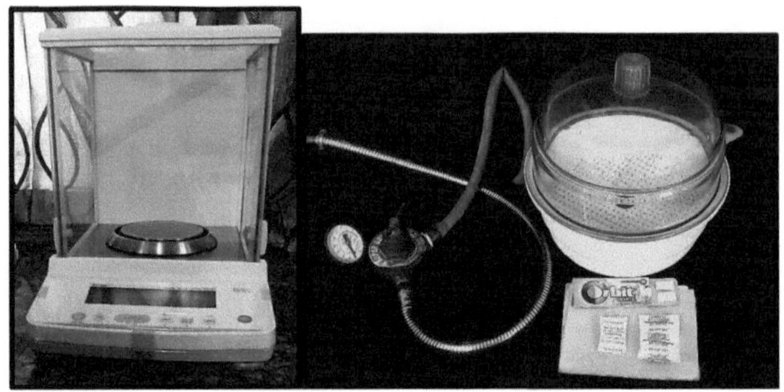

**Fig. 5 Materiais e Equipamentos utilizados para a avaliação da Eficácia Mastigatória**

## METODOLOGIA

## CONCEPÇÃO DO ESTUDO:

1. Os pacientes completamente edêntulos que satisfizeram os critérios de inclusão e exclusão foram incluídos no estudo após terem sido informados sobre o estudo através da folha de informação do sujeito (Anexo - IIIa e IIIb) e após terem assinado o formulário de consentimento informado. (Anexo - IVa e IVb).

2. A capacidade estereognóstica oral, a taxa de fluxo salivar estimulada e a eficácia mastigatória foram avaliadas antes e depois da construção de uma prótese completa.
3. A prótese completa foi construída pelo método convencional. 6 meses após a inserção da prótese, o fluxo salivar, a eficácia mastigatória e a capacidade estereognóstica foram novamente avaliados. Os valores da taxa de fluxo salivar estimulado, da eficácia mastigatória e da capacidade estereognóstica oral foram recolhidos pela mesma ordem na linha de base e aos 6 meses.

## Avaliação do caudal salivar estimulado[1, 5]

A recolha de saliva foi efectuada através do método de mastigação. A saliva estimulada foi utilizada no estudo. Para a estimulação salivar foi utilizada cera de parafina. A recolha da saliva foi efectuada entre as 10.00 e as 15.00 horas. Os participantes foram instruídos a engolir a saliva presente na boca. De seguida, a cera de parafina foi colocada na boca do participante (Fig. 6) e foi-lhe pedido que mastigasse durante 2 minutos no local da sua preferência. Após 2 minutos, foi pedido aos participantes que expectorassem a saliva, que foi depois segregada no tubo graduado durante cerca de 5 minutos (Fig. 7).

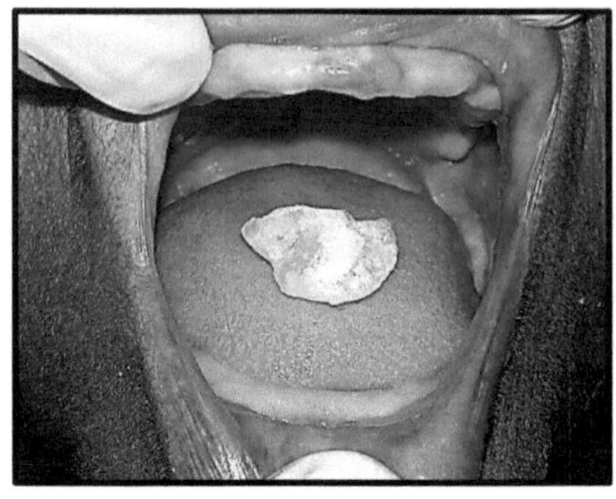

**Fig. 6 Cera de parafina colocada na boca do participante (recolha de saliva estimulada)**

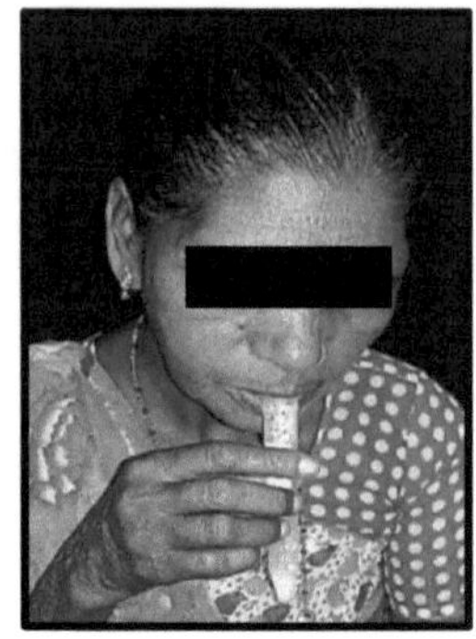

**Fig. 7 Recolha de saliva antes da colocação da prótese**

## Pontuação dos testes orais de aptidão estereognóstica[5, 7]

O teste de capacidade estereognóstica oral foi realizado com 12 peças metálicas. Estas 12 formas eram círculos, elipses, semicírculos, quadrados, rectângulos e triângulos, tanto do tipo grande (12 × 12 × 3 mm) como do tipo pequeno (8 × 8 × 2 mm) (Fig. 8). Estes provetes eram constituídos por metais. Os 12 provetes foram divididos em 3 grupos principais com formas semelhantes.

1. Círculos e elipses
2. Quadrados e rectângulos
3. Triângulos e semicírculos

O fio dentário estava ligado ao aparelho para que os participantes não engolissem os objectos de teste. O fio dentário estava à mão. Foi pedido aos participantes que se sentassem numa posição vertical. Os participantes não tinham conhecimento dos provetes metálicos. Foram mostradas aos participantes as diferentes formas e tamanhos das peças de teste, desenhadas numa tabela colocada à sua frente (Fig. 9). Pediu-se ao participante que abrisse a boca e a peça de teste foi colocada na superfície médio-dorsal da língua (Fig. 10). Os participantes tinham de usar a língua, o palato, a bochecha e o lábio para identificar o objeto colocado na boca e apontar a forma na tabela que mais se assemelhava ao tamanho e à forma na boca (Fig. 11). Não foram efectuados ensaios de treino para evitar um efeito de aprendizagem. Todas as peças de teste foram avaliadas apenas uma vez. Os participantes não foram informados sobre as respostas. As respostas foram registadas numa escala de 3 pontos. As respostas foram agrupadas em 3 grupos diferentes.

Grupo 1 - Identificação correta → 2 pontos

Grupo 2 - Uma identificação incorrecta de um grupo semelhante → 1 ponto

Grupo 3 - Uma identificação incorrecta de um grupo dissemelhante → 0 ponto

Por exemplo, se o quadrado fosse colocado na boca do participante, a resposta correta de quadrado recebia 2 pontos, a resposta de retângulo recebia 1 ponto e as respostas de círculo, elipse, triângulo e semicírculo recebiam 0 pontos. Se todas as peças do teste fossem identificadas corretamente, era atribuído um total de 48 pontos

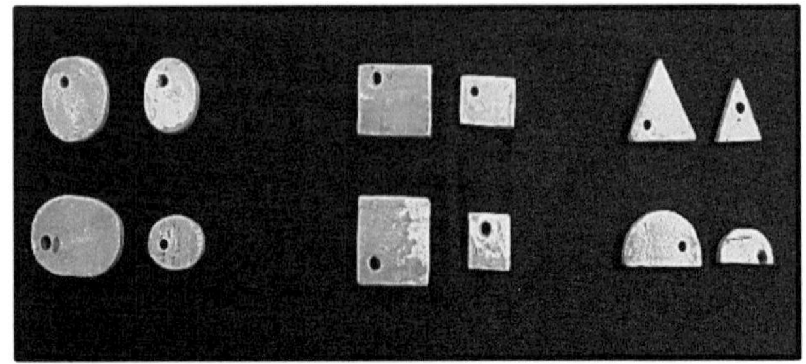

Fig. 8. Doze provetes divididos em 3 grupos principais

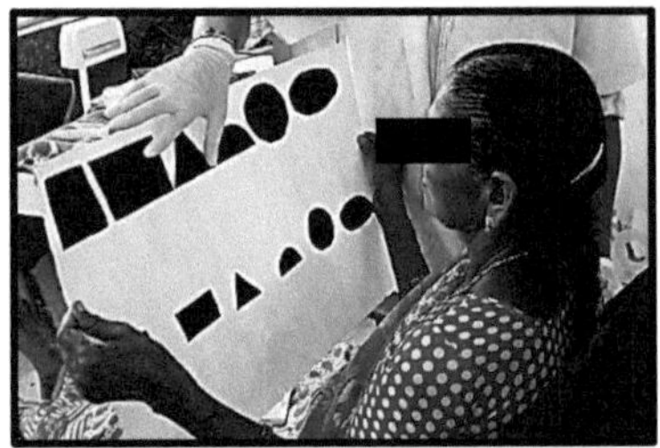

Fig. 9 Forma e tamanho das doze peças de ensaio apresentadas no gráfico antes do ensaio OSA

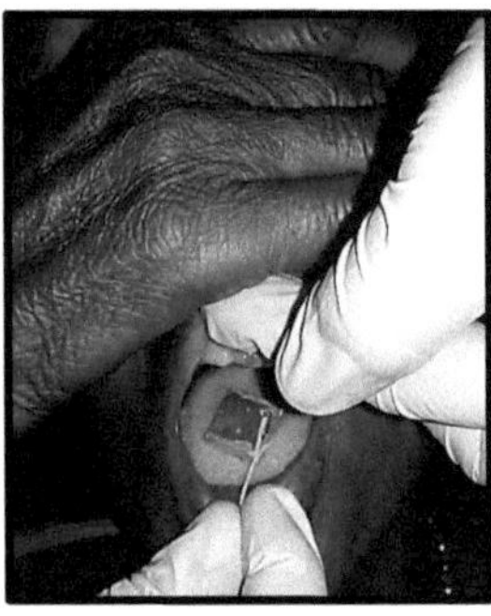

Fig. 10. A peça de teste colocada na superfície médio-dorsal da língua

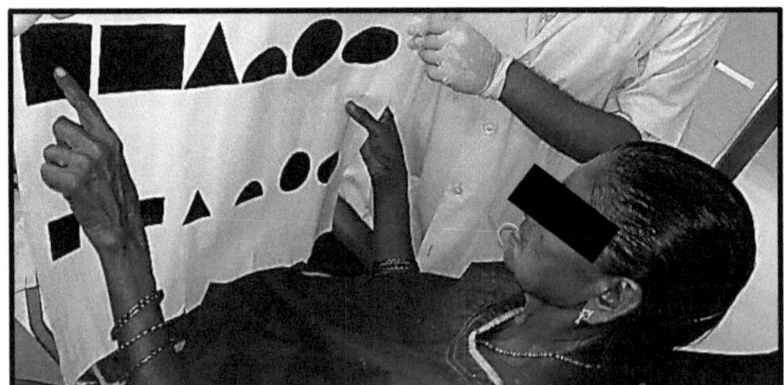

Fig. 11. Identificação por participante no gráfico

**Avaliação da eficácia mastigatória[3, 4]**

A eficácia mastigatória foi avaliada utilizando as gomas de mascar. Todas as amostras das gomas de mascar foram armazenadas num recipiente de plástico com tampa e pesadas antes do início do estudo. O peso aproximado de uma goma de mascar era de 1,123 g. Uma amostra de cada participante foi tomada como controlo. Os participantes receberam explicações sobre o procedimento. A pastilha elástica foi colocada na boca do doente (Fig.12). Os participantes foram autorizados a usar o seu lado confortável para mastigar. Foi pedido aos participantes que mascassem durante 25 toques. Depois de completados os 25 movimentos de mastigação, a amostra mastigada foi lavada com água da torneira para limpar a pastilha da saliva e de outros fluidos da amostra mastigada (Fig. 13). Após a remoção, a amostra foi seca com a utilização de um papel absorvente (Fig. 14) e colocada no exsicador com sílica gel fresca e seca. A amostra foi mantida no exsicador a 750 mmHg durante 72 horas (Fig. 15). O processo de dessecação removeu toda a saliva e outros restos de fluidos da amostra de goma. Estas amostras dessecadas foram pesadas (Fig. 16).

Foi efectuado o procedimento convencional de construção da prótese (Fig. 17). O mesmo procedimento foi efectuado 6 meses após a inserção da prótese. Após 6 meses, o fluxo salivar (Fig. 18, 19), a eficácia mastigatória (Fig. 20, 21) e a capacidade estereognóstica foram novamente avaliados (Fig. 22, 23, 24, 25, 26). A diferença em todos os três parâmetros foi obtida para correlação posterior. A eficácia mastigatória após os 6 meses foi calculada com a fórmula mencionada abaixo;

A percentagem de perda de peso que ocorre será derivada como:

MEn = [(Wl-Wf)/WL - (WDl-WDO/WDl] x lOO

Onde

W1 = Peso inicial da amostra de goma

Wf = Peso final dessecado da amostra de pastilha elástica mastigada

WD1= Peso inicial da amostra de goma de controlo (não mastigada)

WDf= Peso final dessecado do controlo (não mastigado)

Os dados avaliados foram registados na folha Performa (ANEXO V), tabulados e comparados estatisticamente.

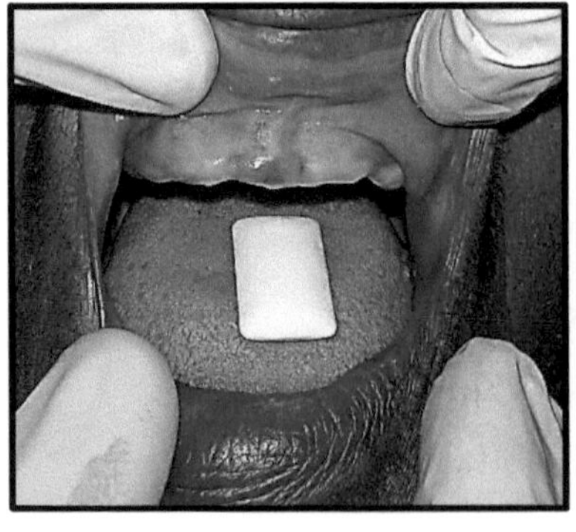

**Fig. 12. A pastilha elástica colocada na boca do doente**

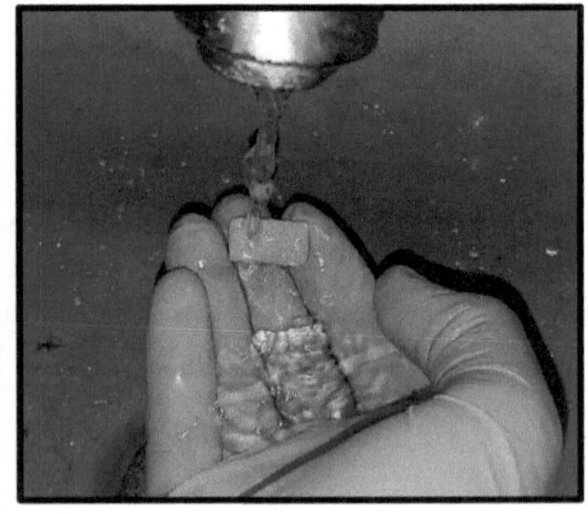

**Fig. 13. Goma de mascar lavada com água da torneira**

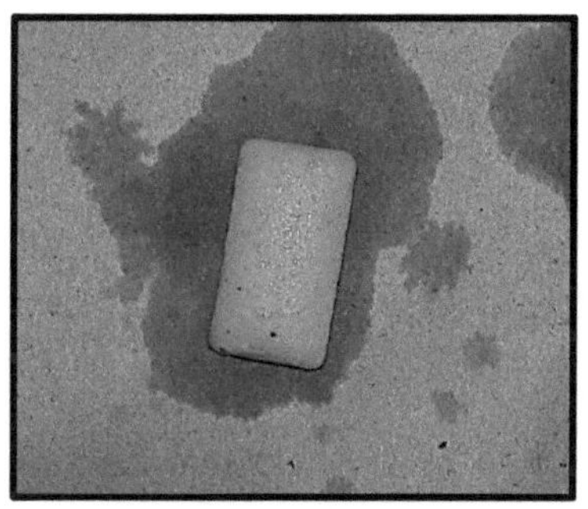

Fig. 14. Secagem da amostra de goma de mascar em papel

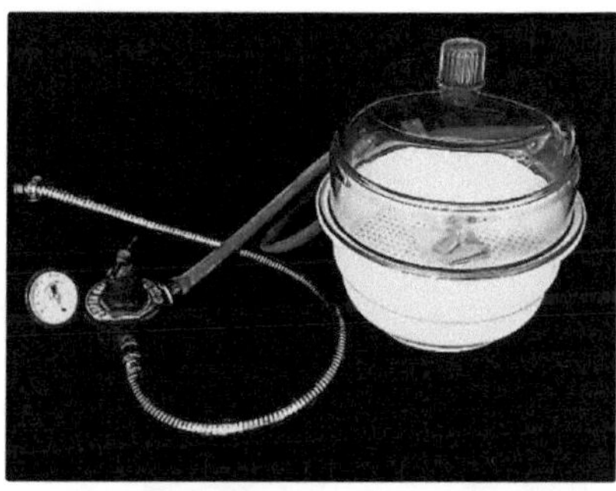

Fig. 15. Dessecação num exsicador a 750 mm Hg durante 72 horas

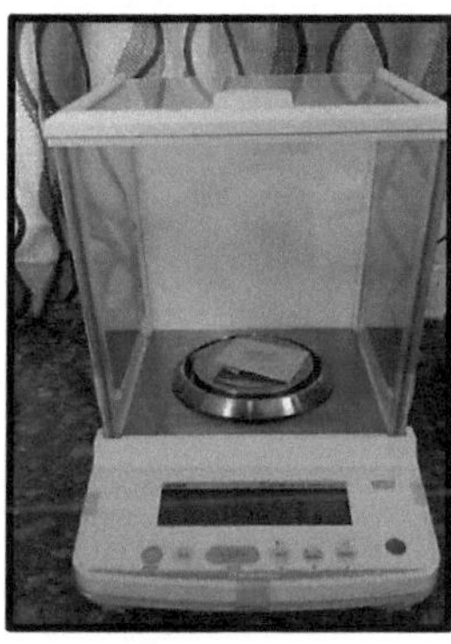

Fig. 16. Pesagem digital de pastilhas elásticas

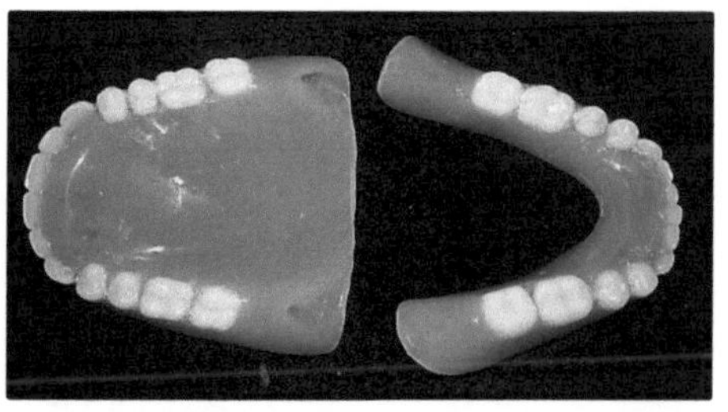

Fig. 17. Próteses fabricadas

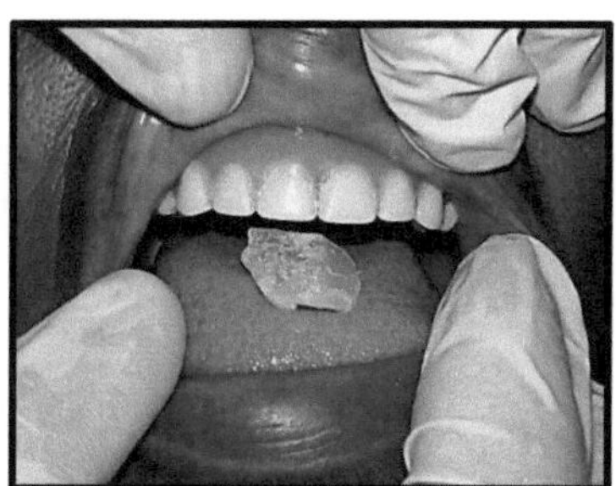

Fig. 18. Cera de parafina colocada na boca do participante com as próteses fabricadas no lugar

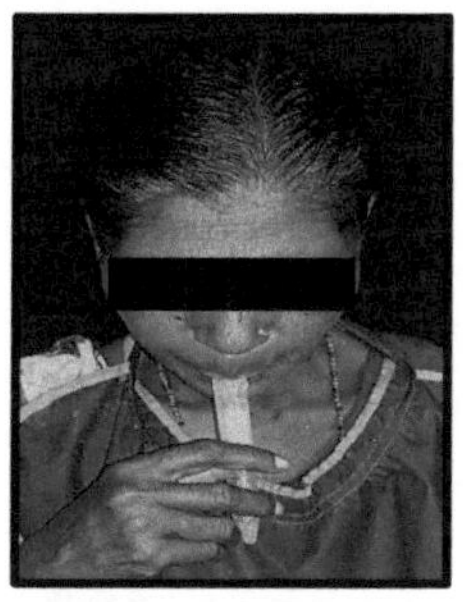

Fig. 19. Recolha de saliva após o desgaste da prótese

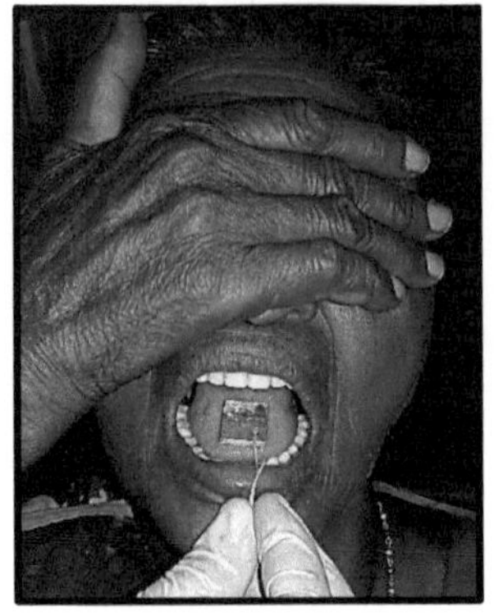

Fig. 20. A peça de teste colocada na superfície médio-dorsal da língua

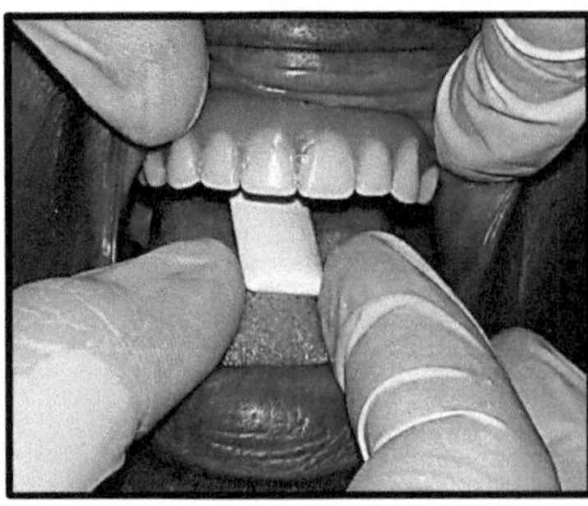

Fig. 21. Identificação por participante no gráfico

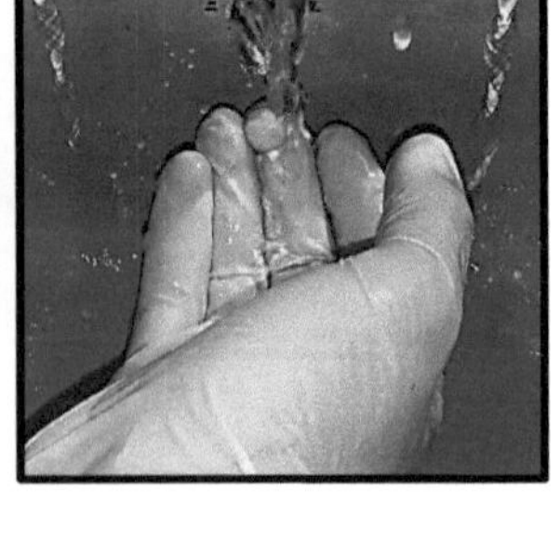

Fig. 22. A pastilha elástica foi colocada na boca do doente após a colocação da prótese

Fig. 23. Pastilha elástica mastigada lavada com água da torneira para limpar Saliva e outros fluidos

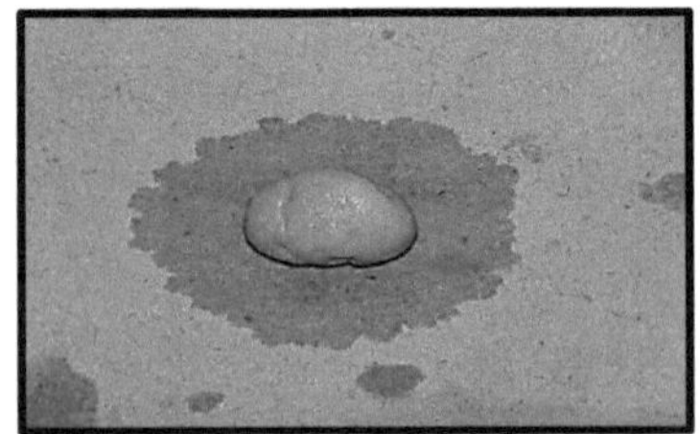

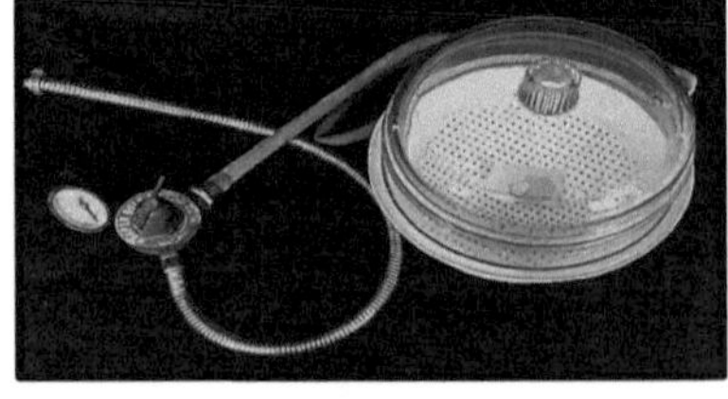

Fig. 24. Secagem de uma amostra de pastilha elástica em

Fig. 25. Dessecação em dessecador 750mm Hg durante 72 horas

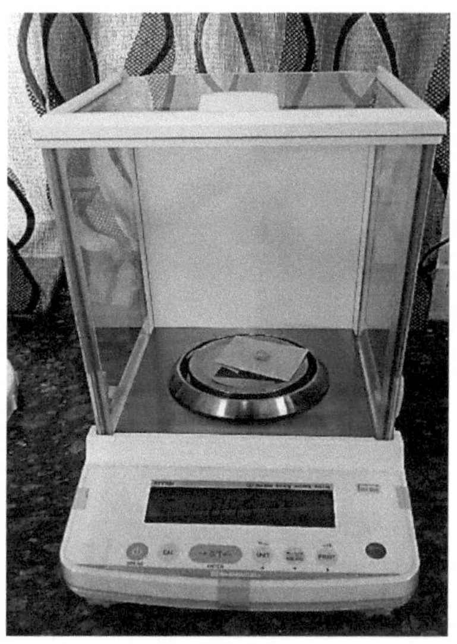

**Fig. 26. Pesagem digital de goma de mascar**

Capítulo 5

# OBSERVAÇÃO E RESULTADOS

As linhas de base, após seis meses e a diferença nos valores de fluxo salivar, eficácia mastigatória e AOS, juntamente com os dados descritivos de média e DP, são apresentados nas Tabelas 1, 2 e 3 e nos Gráficos 1, 2 e 3, respetivamente. As alterações intragrupo (antes e depois) são analisadas pelo teste t emparelhado. As comparações intergrupos das alterações foram efectuadas através do teste de correlação de Pearson. Para todos os testes, foi considerado um valor de P igual ou inferior a 0,05 para a significância estatística.

## TABELA 1. VALORES DE FLUXO SALIVAR NA LINHA DE BASE, APÓS 6 MESES E A DIFERENÇA NO FLUXO SALIVAR.

| Participantes | Fluxo salivar (ml) antes de usar a prótese completa SFb | Fluxo salivar (ml) após a utilização de uma prótese completa SFa | A diferença no fluxo salivar (ml) SFd |
|---|---|---|---|
| **Participante 1** | 2 | 3.5 | 1.5 |
| **Participante 2** | 1.5 | 2.5 | 1.0 |
| **Participante 3** | 2 | 2.5 | 0.5 |
| **Participante 4** | 2 | 3.5 | 1.5 |
| **Participante 5** | 1.5 | 3.5 | 2.0 |
| **Participante 6** | 2 | 3 | 1.0 |
| **Participante 7** | 2 | 3.5 | 1.5 |
| **Participante 8** | 2 | 2.5 | 0.5 |
| **Participante 9** | 2 | 3 | 1.0 |
| **Participante 10** | 1.5 | 2.5 | 1.0 |
| **Participante 11** | 1.5 | 3 | 1.5 |

| Participante 12 | 1.5 | 2.5 | 1.0 |
|---|---|---|---|
| Participante 13 | 1 | 2 | 1.0 |
| Participante 14 | 1 | 1.5 | 0.5 |
| Participante 15 | 1.5 | 2 | 0.5 |
| Participante 16 | 1 | 2 | 1.0 |
| Participante 17 | 2 | 3 | 1.0 |
| Participante 18 | 2.5 | 3 | 0.5 |
| Participante 19 | 1.5 | 2 | 0.5 |
| Participante 20 | 2.5 | 3.5 | 1.0 |
| Participante 21 | 2.5 | 3.5 | 1.0 |
| Participante 22 | 1 | 1.5 | 0.5 |
| Participante 23 | 1.5 | 2.5 | 1.0 |
| Participante 24 | 1.5 | 2.5 | 1.0 |
| Participante 25 | 2.5 | 3.5 | 1.0 |
| Participante 26 | 2.5 | 3.5 | 1.0 |
| Participante 27 | 2 | 2.5 | 0.5 |
| Participante 28 | 1.5 | 2.5 | 1.0 |
| Participante 29 | 2 | 2.5 | 0.5 |
| Participante 30 | 1.5 | 2.5 | 1.0 |
| Participante 31 | 2 | 3 | 1.0 |
| Participante 32 | 2.5 | 3 | 0.5 |
| Média | 1.797 | 2.734 | 0.9375 |
| Desvio padrão | 0.4728 | 0.5955 | 0.3757 |

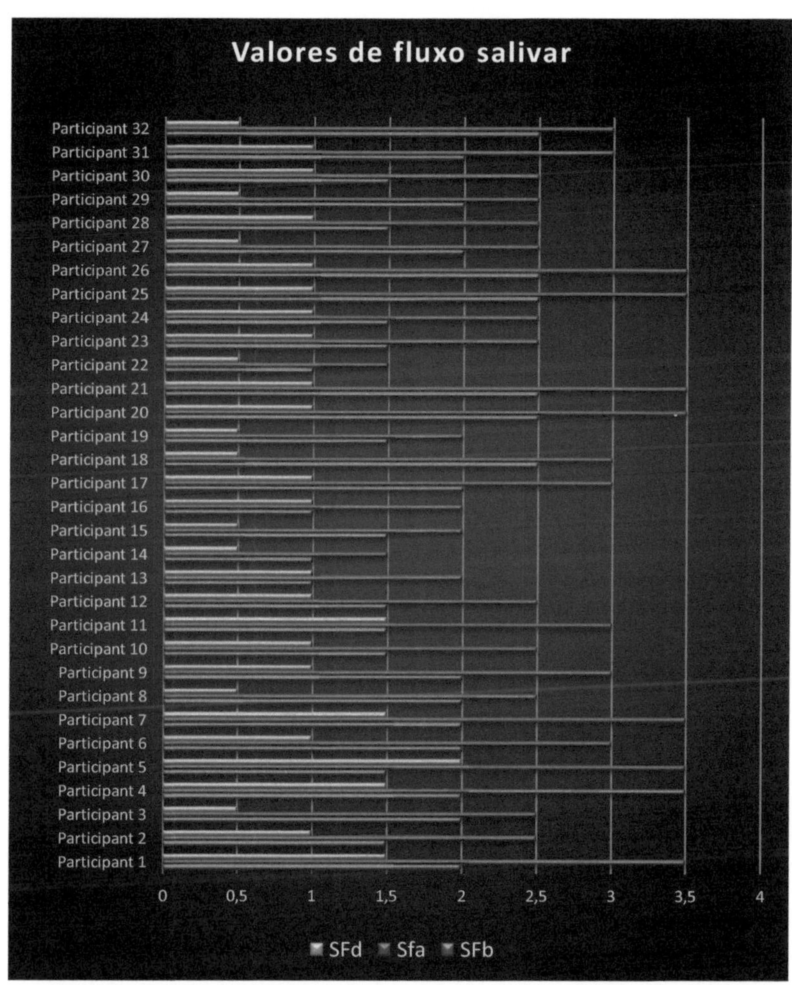


GRÁFICO 1. VALORES E DIFERENÇA DO FLUXO SALIVAR ANTES E DEPOIS DA UTILIZAÇÃO DA PRÓTESE COMPLETA

## TABELA 2. VALORES DE EFICÁCIA MASTIGATÓRIA NA LINHA DE BASE, APÓS 6 MESES E A DIFERENÇA NA EFICÁCIA MASTIGATÓRIA.

| Participantes | Eficácia mastigatória (%) antes de usar a prótese completa MEb | Eficácia mastigatória (%) após a utilização de uma prótese completa MEa | A diferença na eficácia mastigatória (%) MEd |
|---|---|---|---|
| **Participante 1** | 30.83 | 40.33 | 9.50 |
| **Participante 2** | 29.53 | 41.83 | 12.30 |
| **Participante 3** | 30.93 | 52.03 | 21.10 |
| **Participante 4** | 34.83 | 55.13 | 20.30 |
| **Participante 5** | 33.03 | 44.53 | 11.50 |
| **Participante 6** | 27.03 | 36.53 | 9.50 |
| **Participante 7** | 25.43 | 36.33 | 10.90 |
| **Participante 8** | 24.13 | 38.73 | 14.60 |
| **Participante 9** | 36.93 | 53.43 | 16.50 |
| **Participante 10** | 27.53 | 38.03 | 10.50 |
| **Participante 11** | 34.53 | 52.63 | 18.10 |
| **Participante 12** | 36.73 | 44.63 | 7.90 |
| **Participante 13** | 23.43 | 36.63 | 13.20 |
| **Participante 14** | 31.53 | 33.63 | 2.10 |
| **Participante 15** | 32.27 | 46.93 | 14.66 |
| **Participante 16** | 14.53 | 31.83 | 17.30 |
| **Participante 17** | 23.43 | 44.03 | 20.60 |
| **Participante 18** | 22.03 | 42.03 | 20.00 |
| **Participante 19** | 23.53 | 29.73 | 6.20 |
| **Participante 20** | 21.33 | 34.03 | 12.70 |
| **Participante 21** | 34.33 | 52.23 | 17.90 |
| **Participante 22** | 33.83 | 39.33 | 5.50 |
| **Participante 23** | 21.73 | 32.53 | 10.80 |
| **Participante 24** | 23.83 | 28.73 | 4.90 |
| **Participante 25** | 34.63 | 53.03 | 18.40 |
| **Participante 26** | 32.23 | 46.13 | 13.90 |
| **Participante 27** | 27.93 | 35.43 | 7.50 |
| **Participante 28** | 20.13 | 40.16 | 20.03 |
| **Participante 29** | 32.33 | 48.23 | 15.90 |
| **Participante 30** | 22.06 | 45.33 | 23.27 |
| **Participante 31** | 18.43 | 23.73 | 5.30 |
| **Participante 32** | 25.23 | 38.03 | 12.80 |
| **Média** | 27.82 | 41.12 | 13.30 |
| **Desvio padrão** | 5.883 | 8.040 | 5.528 |

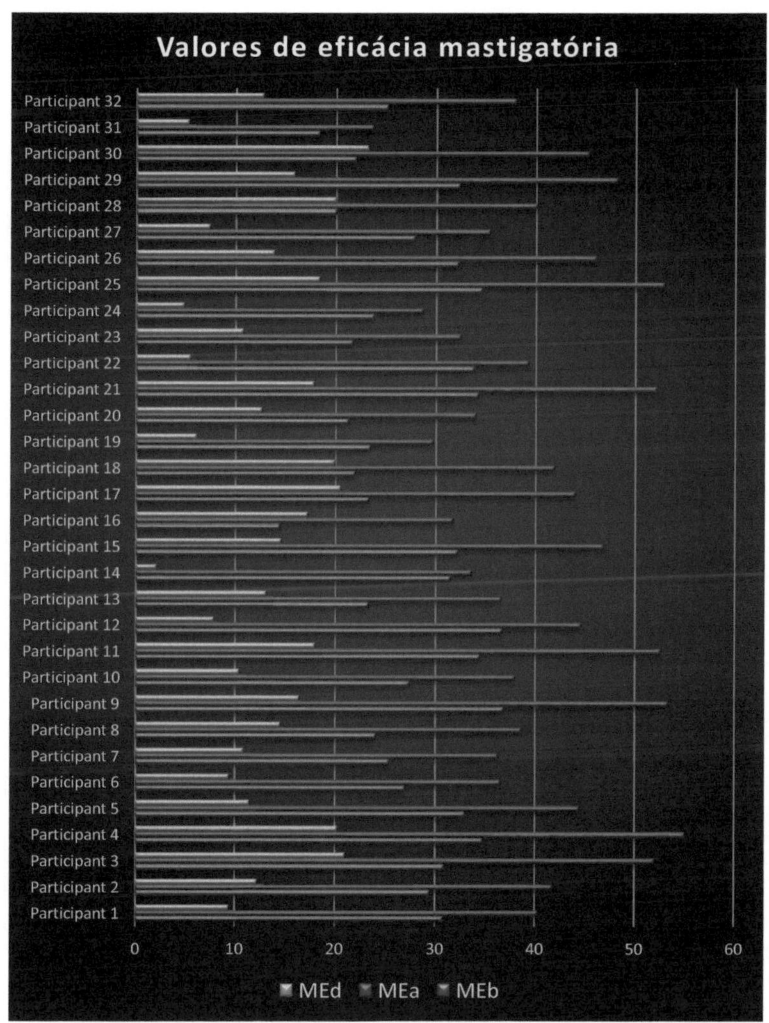


**GRÁFICO 2. VALORES E DIFERENÇA DA EFICÁCIA MASTIGATÓRIA ANTES E DEPOIS DE USAR PRÓTESE COMPLETA**

## TABELA 3. VALORES DA PONTUAÇÃO OSA NA LINHA DE BASE, APÓS 6 MESES E A DIFERENÇA NA PONTUAÇÃO ESTEREOGNÓSTICA ORAL.

| Participantes | Pontuação estereognóstica oral antes de usar a prótese completa OSAb | Pontuação estereognóstica oral após a utilização de uma prótese completa OSAa | A diferença na pontuação estereognóstica oral OSAd |
|---|---|---|---|
| Participante 1 | 20 | 15 | -5 |
| Participante 2 | 18 | 20 | 2 |
| Participante 3 | 15 | 16 | 1 |
| Participante 4 | 15 | 20 | 5 |
| Participante 5 | 19 | 21 | 2 |
| Participante 6 | 08 | 17 | 9 |
| Participante 7 | 16 | 18 | 2 |
| Participante 8 | 12 | 18 | 6 |
| Participante 9 | 16 | 17 | 1 |
| Participante 10 | 13 | 15 | 2 |
| Participante 11 | 17 | 23 | 6 |
| Participante 12 | 14 | 19 | 5 |
| Participante 13 | 13 | 16 | 3 |
| Participante 14 | 11 | 11 | 0 |
| Participante 15 | 12 | 17 | 5 |
| Participante 16 | 11 | 18 | 7 |
| Participante 17 | 14 | 20 | 6 |
| Participante 18 | 14 | 15 | 1 |
| Participante 19 | 12 | 15 | 3 |
| Participante 20 | 11 | 15 | 4 |
| Participante 21 | 13 | 19 | 6 |
| Participante 22 | 13 | 10 | -3 |
| Participante 23 | 15 | 15 | 0 |
| Participante 24 | 16 | 19 | 3 |
| Participante 25 | 14 | 20 | 6 |
| Participante 26 | 16 | 19 | 3 |
| Participante 27 | 12 | 16 | 4 |
| Participante 28 | 15 | 17 | 2 |
| Participante 29 | 11 | 13 | 2 |
| Participante 30 | 13 | 15 | 2 |
| Participante 31 | 14 | 13 | -1 |
| Participante 32 | 14 | 18 | 4 |

| Média | 13.97 | 16.88 | 2.906 |
|---|---|---|---|
| Desvio padrão | 2.533 | 2.871 | 2.922 |

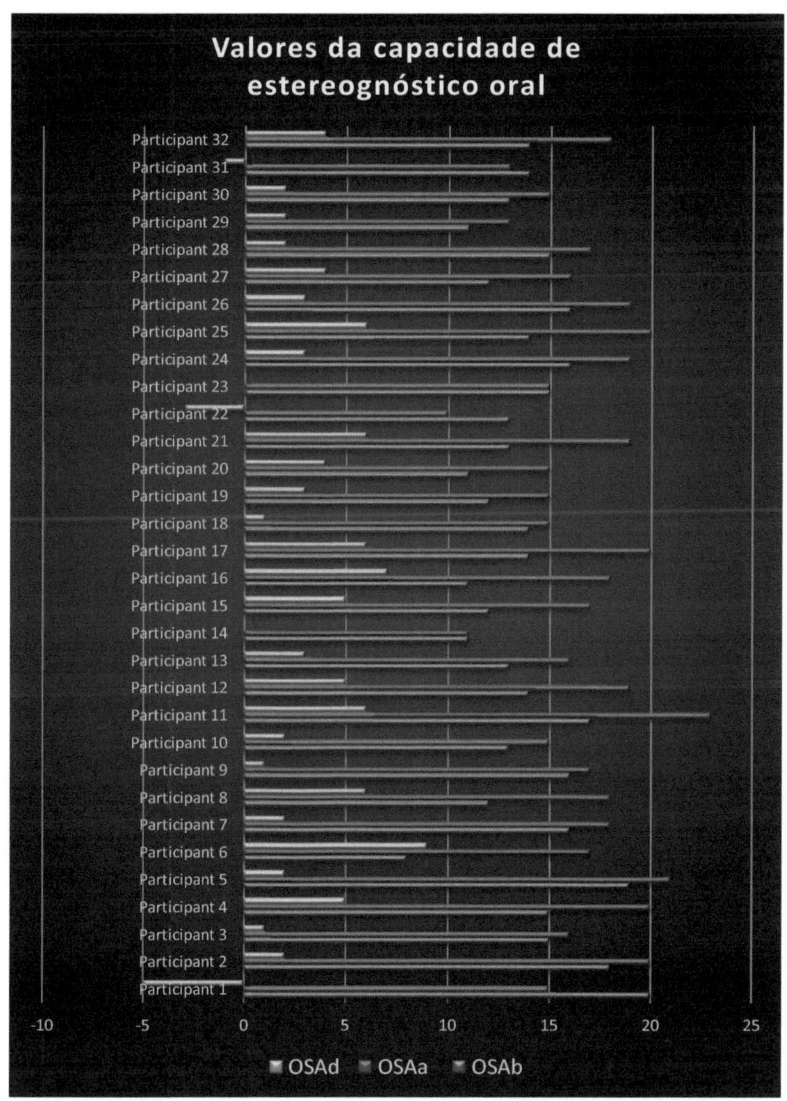

## GRÁFICO 3. VALORES E DIFERENÇA DA CAPACIDADE ESTEREOGNÓSTICA ORAL ANTES E DEPOIS DE USAR PRÓTESE COMPLETA

O teste de normalidade omnibus de D'Agostino e Pearson foi efectuado para verificar a normalidade do fluxo salivar, da eficácia mastigatória e da pontuação estereognóstica (Tabela 4). O valor de p estabelecido para o teste de normalidade omnibus de D'Agostino e Pearson é >0,05. Os valores obtidos para todos os três parâmetros antes e depois mostram valores de p >0,05. Assim, os três parâmetros apresentam uma distribuição gaussiana normal. Todos eles passaram o teste de normalidade para a correlação entre cada parâmetro.

## TABELA 4. TESTE DE NORMALIDADE OMNIBUS DE D'AGOSTINO E PEARSON DO FLUXO SALIVAR, DA EFICÁCIA MASTIGATÓRIA E DO SCORE ESTEREOGNÓSTICO ORAL

| Teste de normalidade omnibus de D'Agostino e Pearson | K2 | Valor P | Passou o repouso de normalidade |
|---|---|---|---|
| **Fluxo salivar antes de usar uma prótese completa** | 1.603 | 0.4487 | Sim |
| **Fluxo salivar após a utilização de uma prótese completa** | 1.206 | 0.5470 | Sim |
| **Eficácia mastigatória antes de usar uma prótese completa** | 2.374 | 0.3052 | Sim |
| **Eficácia mastigatória após a** | 0.6726 | 0.7144 | Sim |

| utilização de uma prótese completa | | | |
|---|---|---|---|
| Pontuação OSA antes de usar a prótese completa | 1.147 | 0.5636 | Sim |
| Pontuação de OSA após o uso de prótese total | 0.9477 | 0.6226 | Sim |

## Teste t-pareado

Foi utilizado o teste t emparelhado para a avaliação do fluxo salivar, da capacidade estereognóstica e da eficácia mastigatória antes e depois da utilização da prótese completa. Os valores de referência do fluxo salivar, dos resultados estereognósticos e da eficiência mastigatória foram obtidos antes da colocação da prótese e a alteração nos três parâmetros foi novamente avaliada após 6 meses. A comparação estatística dos valores médios foi efectuada como comparações intragrupo (antes vs depois do uso da prótese completa) para cada um dos três parâmetros. As comparações intragrupo foram efectuadas utilizando testes t emparelhados. O resumo estatístico das comparações intragrupo do fluxo salivar, da eficácia mastigatória e da capacidade estereognóstica oral é apresentado nas Tabelas 5, 6 e 7, respetivamente.

## QUADRO 5. ESTATÍSTICAS SUMÁRIAS DA ALTERAÇÃO DO FLUXO SALIVAR

| Parâmetro | Média | Mediana | SD | t | df | Valor P | Resumo do valor P |
|---|---|---|---|---|---|---|---|
| **Fluxo salivar antes de usar a prótese completa (SFb)** | 1.797ml | 2.00ml | 0.4728 | 14.12 | 31 | < 0.0001 | **** HS |
| **Fluxo salivar após a utilização da prótese completa (SFa)** | 2.734ml | 2,50ml | 0.5955 | | | | |

A Tabela 5 mostra que o valor médio do fluxo salivar antes do uso da prótese total é de 1,797±0,4728 e 6 meses após o uso da prótese total é de 2,734±0,5955. O nível de confiança foi fixado em 95% e foi obtido um intervalo estreito de 0,8021 a 1,073. Foi obtida uma diferença estatisticamente significativa na comparação do fluxo salivar antes e aos 6 meses; valor de p <0,0001.

## QUADRO 6. ESTATÍSTICAS SUMÁRIAS DA ALTERAÇÃO DA EFICÁCIA MASTIGATÓRIA

| Parâmetro | Média | Mediana | SD | t | df | Valor P | Resumo do valor P |
|---|---|---|---|---|---|---|---|
| **Eficácia mastigatória antes de usar a prótese completa (MEb)** | 27.82g | 27.73g | 5.883 | 13.61 | 31 | <0.0001 | **** HS |
| **Eficácia mastigatória depois de usar a prótese completa (MEa)** | 41.12g | 40.25g | 5.040 | | | | |

A Tabela 6 mostra que o valor médio da eficácia mastigatória antes de usar a prótese completa é 27,82±5,883 e 6 meses depois de usar a prótese completa é 41,12±5,040. O nível de confiança foi fixado em 95% e foi obtido um intervalo estreito de 11,31 a 15,30. Foi obtida uma diferença estatisticamente significativa ao comparar a EM antes e aos 6 meses; valor de p <0,0001.

## QUADRO 7. ESTATÍSTICAS SUMÁRIAS DA ALTERAÇÃO DA CAPACIDADE ESTEREOGNÓSTICA

| Parâmetro | Média | Mediana | SD | t | df | Valor P | Resumo do valor P |
|---|---|---|---|---|---|---|---|
| **Capacidade de estereognóstico antes de usar a prótese completa** | 13.97 | 14.00 | 2.533 | 5.626 | 31 | <0.0001 | **** HS |
| **Capacidade estereognóstica após o uso da prótese completa** | 16.88 | 17.00 | 2.871 | | | | |

A Tabela 7 mostra que o valor médio da capacidade estereognóstica antes de usar a prótese completa é de 13,97±2,533 e 6 meses depois de usar a prótese completa é de 16,88±2,871. O nível de confiança foi fixado em 95% e foi obtido um intervalo estreito de 1,853 a 3,960. Foi obtida uma diferença altamente significativa em termos estatísticos ao comparar o fluxo salivar antes e aos 6 meses; valor de p <0,0001.

A correlação de Pearson é utilizada para avaliar a correlação entre o fluxo salivar, a capacidade estereognóstica e a eficácia mastigatória. A correlação entre o fluxo salivar, a capacidade estereognóstica e a eficácia mastigatória está tabelada na Tabela 8 e a apresentação gráfica é mostrada no gráfico 4. O valor do coeficiente de correlação (r) do fluxo salivar e da capacidade estereognóstica é de 0,0091, o que revela uma relação nula ou negligenciável entre o fluxo salivar e a capacidade estereognóstica. O valor do coeficiente de correlação (r) para o fluxo salivar e a eficácia mastigatória é de 0,1138, o que revela uma relação inexistente ou negligenciável. A eficácia mastigatória e a capacidade estereognóstica apresentam um coeficiente de correlação (r) de 0,3297, o que significa que existe uma correlação positiva moderada entre elas.

## TABELA 8. CORRELAÇÃO ENTRE O FLUXO SALIVAR, A CAPACIDADE ESTEREOGNÓSTICA E A EFICÁCIA MASTIGATÓRIA

| Correlação | Fluxo salivar e capacidade de estereognóstico | Fluxo salivar e eficácia mastigatória | Capacidade estereognóstica e eficácia mastigatória |
|---|---|---|---|
| **R** | 0.0091 | 0.1138 | 0.3297 |
| **Significado** | Relação inexistente ou negligenciável | Relação inexistente ou negligenciável | Correlação positiva moderada |

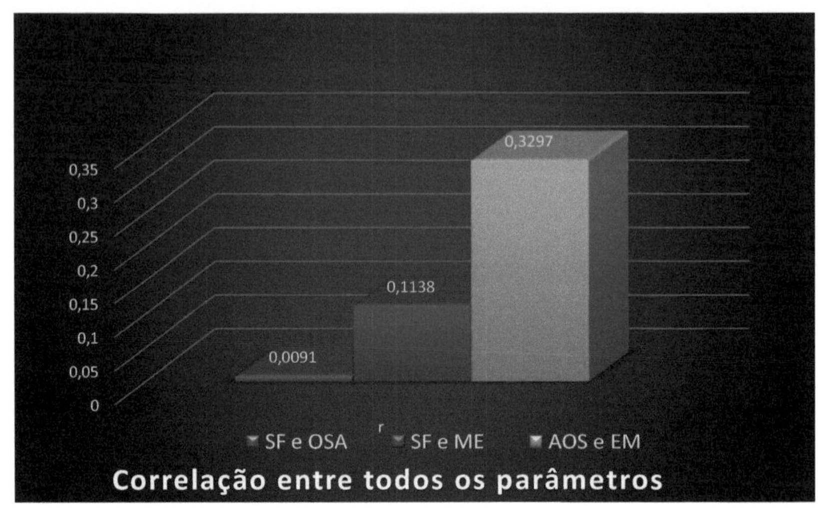


GRÁFICO 4. COEFICIENTE DE CORRELAÇÃO ENTRE TODOS OS PARÂMETROS

Capítulo 6

# Discussão

O edentulismo é o estado de perda total dos dentes. Devido ao edentulismo, a mastigação, a fonética e a estética do paciente são afectadas[1]. À medida que uma pessoa avança para o edentulismo completo, a secreção de saliva, a estereognosia oral e a mastigação começam a diminuir[4, 6, 7]. A construção de uma prótese completa é a última opção para a reabilitação dos pacientes.

Um dos principais objectivos de qualquer tratamento dentário é a restauração de todos estes factores, especialmente da função mastigatória[1] . A função mastigatória depende principalmente da propriocepção e da capacidade de perceção da cavidade oral. Qualquer defeito destas capacidades pode resultar numa função deficiente ou em alterações patológicas do sistema .[31]

A função sensorial oral da boca inclui a capacidade de aceder à forma, tamanho e textura da superfície. Sem os ver, é referida como estereognosia oral[7] . Esta capacidade tem sido uma área de investigação durante muitas décadas no que respeita à mastigação, adaptação, conforto e qualidade de vida relacionada com a saúde oral das próteses completas[1]. Existem resultados controversos sobre o efeito da estereognosia oral no sucesso da prótese total. A prótese na boca pode aumentar ou diminuir a pontuação da AOS, uma vez que existem opiniões contraditórias[7] . Durante cada ciclo de mastigação, as partículas de alimentos têm a possibilidade de serem colocadas na mesa oclusal dos dentes e depois fracturadas em pequenos pedaços de número e tamanho variáveis. A função sensorial permite reorganizar a posição do bolo alimentar na boca e a força adequada necessária para a trituração do alimento. Além disso, permite o ajuste da língua, dos lábios, das bochechas e do palato, necessário para uma identificação exacta. A dinâmica motora oral é necessária para manipular a peça de teste para a identificação na boca sem a ver .[5]

No que diz respeito ao mecanismo neurológico envolvido no reconhecimento de várias formas, o fenómeno oral conhecido como estereognose envolve funções elaboradas do córtex parietal. As sensações recebidas são sintetizadas no córtex e comparadas com memórias sensoriais anteriores. Parte do córtex somatossensorial (2) é composta por áreas de Broadmann. A entrada sensorial do músculo e das articulações é conduzida para 3a, enquanto a entrada sensorial da pele é conduzida para 3b e processada na área 1, combinada com outras informações na área 2. A área S-I projecta o sinal para outros locais do lobo parietal, onde os impulsos somatossensoriais são utilizados para a aprendizagem de novas sensações discriminatórias. A área sensorial para a língua, os lábios, os polegares e os dedos indicadores é maior do que outras partes sensoriais para o resto do corpo. O teste do nível de estereognóstico oral pode envolver alguma atividade motora e a manipulação de peças de teste inseridas na cavidade oral e as suas interações com os lábios, a língua e os dentes. Os testes de estereognóstico oral podem também medir os tempos de reconhecimento, a textura da superfície dos objectos e os limiares de sensibilidade .[3]

O papel da saliva desempenha um papel importante na manutenção da saúde oral. Sem uma função adequada das glândulas salivares, um indivíduo pode sofrer graves perturbações na saúde dentária, na deglutição, na fala e no prazer de comer. No que diz respeito à prótese dentária completa, a saliva tem sido apresentada como um fator de previsão do sucesso da prótese completa. Além disso, o envelhecimento tem resultado frequentemente numa diminuição da secreção salivar e do fluxo. [6]

O efeito do uso de próteses completas na mastigação, estereognosia e secreção salivar foi estudado no passado. A maioria dos estudos refere uma melhoria na mastigação e na secreção salivar. O efeito da prótese completa na estereognosia oral não foi conclusivo. Estes estudos foram estudos independentes que avaliaram o efeito das próteses completas no efeito mastigatório, no fluxo salivar e na capacidade estereognóstica. Apenas um estudo foi efectuado para avaliar a associação entre AOS, SE e EM em adultos mais velhos do Japão[5] . Mas a revisão exaustiva da literatura não apresentou um único estudo que avaliasse o efeito das próteses completas na AOS, SE e ME na população indiana. Além disso, a correlação entre estes parâmetros e os utilizadores de próteses completas era necessária, uma vez que pode fornecer provas relevantes sobre o efeito da prótese completa na SE, EM e AOS. Com este pano de fundo, é necessário um estudo para avaliar o efeito do uso de próteses completas na SF, ME e OSA em pacientes completamente desdentados.

Com base no valor de referência indicado no estudo efectuado por Ikebe K. et al em 2007[5] , chegou-se a uma dimensão de amostra de 32.

Este estudo incluiu os participantes com um novo conjunto de próteses dentárias. Os participantes com uma prótese nova mostram um aumento na pontuação da AOS, porque os utilizadores de próteses antigas tinham próteses fracas e instáveis que afectavam o controlo neuromuscular da prótese. Além disso, a manipulação dos objectos na cavidade oral com dentadura é melhorada quando comparada com a dos participantes sem dentadura[17]. Além disso, alguns autores concluíram que uma boa AOS apoia a adaptação ao novo conjunto de próteses[14, 22, 23] . Uma reabilitação correta é um fator determinante na melhoria da AOS em pacientes completamente desdentados. A perceção oral é mais eficaz e completa se os pacientes forem reabilitados com novas próteses corretamente fabricadas. Uma maior estabilidade e retenção da prótese ajuda o sujeito a não se preocupar com os problemas e pode melhorar a concentração na identificação dos objectos colocados na cavidade oral. Isto pode levar a um aumento da pontuação da AOS[17] . Assim, por este motivo, foram incluídos no estudo pacientes com novas próteses corretamente reabilitadas.

Este estudo consiste em pacientes com fluxo salivar normal. Os indivíduos foram classificados em 2 grupos de acordo com as taxas de fluxo salivar. Um fluxo salivar estimulado inferior a 0,5 ml/min foi associado a um aumento significativo de bactérias anaeróbias na cavidade oral. Além disso, um caudal salivar estimulado inferior a 0,5 ml/min foi considerado anormal e utilizado para um teste de rastreio da síndrome de Sjogren. Um caudal salivar estimulado inferior a 0,5 ml/min foi associado a um aumento significativo de bactérias anaeróbias na cavidade oral. Por conseguinte, as pessoas cuja taxa de fluxo salivar estimulado era inferior a 0,5 ml/min foram colocadas no grupo de hipossalivação e as restantes foram designadas como grupo de fluxo salivar normal[20] . A hipossalivação foi significativamente associada ao desempenho mastigatório. Pode influenciar negativamente o desempenho mastigatório ao impossibilitar os participantes de juntar os alimentos num bolo alimentar antes de engolir[1, 4]. Os participantes que tomam medicamentos que produzem hipossalivação também foram excluídos do estudo. Certos medicamentos prescritos para o tratamento de doenças cardiovasculares, hipertensão e doenças psiquiátricas são considerados os medicamentos mais comuns que causam hipossalivação[20] . Assim, os participantes com estas doenças não foram incluídos no estudo.

A redução do fluxo salivar também provoca xerostomia. Anastassiadou V, em 2001, demonstrou que os participantes com boca seca apresentam uma ME pobre, os participantes com secreção salivar moderada apresentam uma ME melhor durante as suas experiências de secreção elevada; enquanto que a maioria dos participantes com secreção salivar abundante não o faz. Isto pode dever-se ao facto de estarem a segregar saliva mais do que suficiente para conseguir a solução dos edulcorantes expostos através da mastigação .[4]

Pow E et al[18] e Leung et al[19] efectuaram um estudo em doentes com problemas de saúde. Concluíram que os pacientes desdentados com AVC e doença de Parkinson fizeram mais identificações erradas do que os pacientes sem qualquer historial médico. Tal pode dever-se ao facto de os indivíduos com doença de Parkinson estarem sob controlo farmacológico e não terem uma boa capacidade de perceção[18] . Leung et al também compararam a perceção oral e o AOS em doentes com AVC e doença de Parkinson. Não encontraram qualquer diferença na AOS entre o grupo de Parkinson e os doentes saudáveis. Segundo os autores, a razão para tal deve-se ao facto de a amostra ser pequena. Outra razão foi o facto de todos os doentes de Parkinson estarem bem controlados com medicamentos. Sem prótese, houve uma redução da AOS e erros elevados nos doentes com AVC. O tempo necessário para a identificação dos objectos foi maior nos doentes de Parkinson do que nos indivíduos saudáveis .[19]

No estudo, foi recolhida uma saliva estimulada porque os caudais salivares não estimulados são frequentemente mais variáveis e dependem da hora do dia ou do estado físico e mental do doente e necessitam de mais tempo para a recolha de saliva devido aos caudais mais baixos. Esta variação e o consumo de tempo são desvantagens significativas num inquérito a uma grande população. Por isso, optámos por utilizar neste estudo o fluxo salivar estimulado .[20]

O sucesso ou insucesso de um tratamento protético também depende do feedback propriocetivo e das respostas de perceção[31] . A função sensorial oral da boca inclui a capacidade de aceder à forma, tamanho e textura da superfície[7] . A estereognosia oral é a capacidade neurossensorial da mucosa oral para reconhecer e discriminar as formas dos objectos na cavidade oral[3] . A capacidade sensorial da língua, dos lábios, dos polegares e dos dedos indicadores é superior à das outras partes do corpo. Por conseguinte, a compreensão da AOS por parte de um dentista é importante para compreender as expectativas dos doentes[31] . No entanto, a redução da capacidade é difícil de identificar não só pelos doentes, mas também pelos dentistas. Foram utilizados diferentes métodos para avaliar a AOS, como a identificação de formas orais, o teste de discriminação do tamanho e peso interdentários, a avaliação do tamanho intra-oral de pequenos orifícios e o teste de discriminação de dois pontos. O teste OSA não foi concebido para grupos específicos de receptores sensoriais, mas sim para a capacidade de perceção global e para a capacidade motora oral[7] . Neste estudo, foram utilizadas peças de teste metálicas para a avaliação da AOS. Um estudo efectuado por Ikebe K et al em 2007 revelou que as peças de teste eram válidas na sua capacidade de discriminar a AOS dos participantes[5] . Além disso, o fio dentário foi utilizado no estudo. Este foi projetado da boca do sujeito para evitar a aspiração dos objectos de teste.

A goma de mascar foi utilizada para a avaliação da EM proposta por Heath et al. A goma de mascar cumpriu com sucesso os critérios primários de ser um teste de mastigação repetível, fácil e objetivo. A vantagem da goma de mascar é que é fácil amassar e dobrar e não ocorre qualquer fratura das partículas devido à goma de mascar, o que é confortável para os doentes[4] . A EM é sensível ao fluxo salivar e à força de mastigação. A goma de mascar apresenta um aumento linear da EM média de 5 a 30 toques. Ansatassiadou V, em 2001, concluiu que o número de pancadas utilizado para a avaliação da EM em doentes idosos é de, pelo menos, 20 a 30. Parece aconselhável, mesmo através de testes rápidos e curtos, como parte de uma avaliação mais alargada do doente/pessoa[4] . Assim, o número médio de 25 pancadas foi utilizado para a EM no estudo.

A diferença na dureza inicial e posterior da pastilha elástica não se deve apenas à força de mastigação, mas também ao fluxo salivar associado à força de mastigação. Os dados do teste da goma de mascar são obtidos através de diferentes aspectos do processo de mastigação: mastigação inicial do alimento duro, mastigação e remoção da saliva com água, secagem com papel absorvente de água, colocação no exsicador e pesagem da goma de mascar após 72 horas. Nenhum teste único pode efetuar todos estes processos, mas todos os testes podem efetuar a manipulação inicial dos alimentos e o primeiro golpe de penetração. Para as pessoas que consomem habitualmente alimentos processados e para os utilizadores de próteses dentárias, a pastilha elástica tem a vantagem particular de não ter pedaços soltos, para entrar sob a prótese, mas é necessária uma força moderada, saliva adequada e uma manipulação eficaz .[4]

Qualquer que seja o teste utilizado para a avaliação da EM, deve ser fácil de utilizar e, mais importante, deve ser aceitável para os doentes idosos. O teste simples de contagem de partículas de amêndoas em três peneiras foi desenvolvido por Helkimo et al em 1978. Este teste pode ser utilizado rapidamente no laboratório de investigação ou em clínicas onde o doente não é crítico e não tem conhecimentos técnicos. No entanto, cuspir os frutos secos mastigados é por vezes inaceitável para os doentes. Além disso, o desconforto causado pelas partículas pode inibir a mastigação[4, 24] . Para além disso, a maior parte destes métodos são muito complicados e, por isso, a avaliação é difícil durante a rotina de cadeira nas clínicas. Além disso, a reprodutibilidade dos métodos de peneiração para determinar a desagregação das partículas é fraca e podem ocorrer erros no procedimento[24] . A goma de mascar tem a vantagem de ser minimamente intrusiva e fácil de utilizar .[4]

Neste estudo, foi utilizada apenas uma pastilha elástica de cor única. A extensão da mistura da goma de mascar colorida, quando medida com digitalização ótica ou por classificação contra um conjunto de fotografias em série, para aceder à mastigação pode melhorar a EM; embora possa não ser tão repetível, pode testar a manipulação oral .[4]

A qualidade física da prótese também contribui para a ME. É de esperar que a força necessária para a fratura das pastilhas de revestimento duro seja o teste mais difícil da estabilidade funcional das dentaduras. A força necessária para penetrar na pastilha a cerca de 3 mm de separação molar é difícil em comparação com as gomas de mascar de tiras finas e macias, porque são menos difíceis devido à força que ocorre perto do contacto com o dente[4] . Por conseguinte, foram utilizadas pastilhas elásticas de revestimento duro para a avaliação da ME.

O resultado do estudo mostra uma melhoria na SF, ME e OSA após o uso da prótese completa. Por conseguinte, a hipótese nula é rejeitada e a hipótese de investigação é aceite.

A correlação da SF antes e depois da colocação da prótese mostra $p<0,0001$, o que é altamente significativo estatisticamente. Os pacientes com reabilitação correta podem contribuir para a melhora da secreção salivar. A adaptação da prótese é também um fator importante na melhoria do fluxo salivar. O papel de uma inervação neural intacta para a estimulação da secreção salivar . [6]

Neste caso, a EM é aumentada após a inserção da prótese. A correlação da EM antes e depois da inserção da prótese mostra $p<0,0001$, o que é altamente significativo em termos estatísticos. Muller at al afirmou que, à medida que a adaptação da prótese melhora, a EM também melhora com o tempo[14] . Bhandari et al também concluíram que se regista uma melhoria significativa no desempenho mastigatório após a inserção da prótese .[3]

A prótese na boca pode aumentar ou diminuir a pontuação da AOS, uma vez que existem opiniões divergentes[7] . É importante saber que a frustração anterior dos utilizadores de próteses é um dos múltiplos factores que afectam a pontuação da AOS[31] . Uma vez que os participantes receberam o novo conjunto de próteses com reabilitação correta e dimensão vertical, aperceberam-se da importância da reabilitação com próteses completas. A correlação da AOS antes e depois da inserção da prótese mostra $p<0,0001$, o que é altamente significativo do ponto de vista estatístico. Devido à presença da prótese maxilar na cavidade oral, foi fácil manipular as peças de teste contra a superfície rígida da prótese com a língua. Existem muitos estudos anteriores sobre a AOS[14, 26, 11 28, 19] e em todos os estudos o efeito da prótese na AOS também foi examinado. Litvak et al em 1971[10] , Patel J. R. et al em 2010[7] , Garrett, Kapur e Jochen em 1994[2] , Kale et al[31] , Bhandari et al[3] e Singh V[32] mostraram uma melhoria na capacidade estereognóstica oral em doentes completamente desdentados com prótese. A experiência de uso de prótese total não afectou a AOS. Os utilizadores experientes de próteses completas apresentam um nível reduzido de pontuação da AOS antes do tratamento, em comparação com 1 mês após o tratamento. Todos concluíram que a AOS apresenta uma melhoria significativa com a prótese quando comparada com a ausência de prótese. Na ausência da prótese, não foram capazes de manipular as peças de teste e, subsequentemente, a pontuação da AOS diminuiu[28] . A diminuição da pontuação da AOS pode dever-se à perda de dentes naturais, uma vez que a propriocepção da PDL não existia, à idade ou à satisfação dos doentes .[3]

A identificação correta das peças de teste pelos doentes avaliados sem a prótese completa foi quase semelhante ao estudo realizado por van Aken at al. Os objectos mais fáceis de identificar foram os triângulos e os rectângulos. O semicírculo pareceu ser o mais difícil de identificar[11, 17] . Os objectos de teste grandes têm uma pontuação OSA mais elevada do que os objectos de teste pequenos. Além disso, os estudos mostram que os provetes com cantos foram identificados fácil e corretamente em comparação com os provetes sem cantos[11, 26] , mas os cantos arredondados, como as elipses, foram mais incorretamente identificados como semicírculos. Assim, as alterações bruscas e acentuadas dos contornos devem ser eliminadas da prótese, uma vez que podem ser facilmente identificadas pelos doentes e causar desconforto[30] . Grossman, em 1964[8] , demonstrou que a perceção oral está principalmente presente na superfície lingual anterior, enquanto o palato duro está coberto por uma mucosa que actua como um suporte rígido. Com o apoio do palato duro, a língua pode manipular a peça de teste colocada na boca. Assim, a presença de próteses corretas, e consequente exclusão da mucosa palatina dos mecanismos sensoriais, não parece provocar uma diminuição da capacidade estereognóstica oral[17] . Os receptores presentes na língua podem desempenhar um papel primordial na perceção oral, o que poderá ser a razão para a melhoria da pontuação da AOS .[30]

Bhandari et al concluíram que existe uma fraca associação entre a EM e a AOS[3] . A correlação de Pearson entre a AOS e a EM é $r = 0{,}3297$, o que mostra uma correlação positiva moderada entre a AOS e a EM. Um estudo efectuado por Koshino et al em 1997 mostra que existe um coeficiente de correlação elevado entre as capacidades motoras da língua e o desempenho mastigatório. Além disso, Singh V et al concluíram que a AOS está diretamente associada à EM[32] . Os resultados sugerem que a língua desempenha um papel importante nos utilizadores de próteses completas .[16]

O resultado do estudo mostra que o valor da correlação de Pearson entre a SF e a OSA é r = 0,0091, o que revela uma correlação nula ou insignificante entre a SF e a OSA. A possível razão para este facto é que a saliva não afecta o reconhecimento da superfície do objeto. O objeto pode estar seco ou molhado, não importa.

O valor da correlação de Pearson entre o FS e a EM é r = 0,1138, o que também mostra uma correlação nula ou negligenciável entre o FS e a EM. O estudo realizado por Ikabe et al em 2006 mostrou que o fluxo salivar estimulado estava significativamente associado ao desempenho mastigatório. Também concluíram que o FS é fundamental para a EM em utilizadores de próteses completas[1] . A força de mordida e a função das glândulas salivares apresentam uma correlação direta. Uma diminuição da força de mordida está associada a uma diminuição da função das glândulas salivares. Existem muitas razões possíveis para a diminuição da força de mordida. Entre as mais evidentes estão a perda de dentes e o uso de próteses, bem como a dor oral e o envelhecimento .[6]

## Limitação

O estudo incluiu os doentes com uma taxa de secreção salivar normal. Os doentes com hipossalivação ou xerostomia não foram incluídos. Por conseguinte, o resultado deste estudo não pode ser aplicável aos doentes com hipossalivação. Os doentes recentemente reabilitados com um novo conjunto de próteses foram incluídos no estudo. Por conseguinte, não foi possível avaliar o efeito do desgaste da prótese antiga e da adaptação à prótese. Além disso, o período de tempo utilizado no presente estudo foi de 6 meses. O período de acompanhamento superior a 6 meses pode dar tempo aos doentes para uma melhor adaptação à prótese completa e uma melhor implicação clínica do estudo. Assim, futuros estudos aleatórios realizados em utilizadores de próteses completas antigas com diminuição da salivação, com mais de 6 meses de acompanhamento, podem produzir melhores evidências clínicas.

## Conclusão

Dentro das limitações do estudo, concluímos que a Capacidade de Estereognóstico Oral, o Fluxo Salivar e a Eficácia Mastigatória nos utilizadores de prótese total convencional melhoram após a colocação da prótese. Dentre os componentes estudados, a Capacidade de Estereognóstico Oral e a Eficácia Mastigatória estão positivamente correlacionadas.

Capítulo 7

# RESUMO E CONCLUSÃO

Foi planeado um estudo para avaliar a correlação entre o fluxo salivar, a eficácia mastigatória e a capacidade estereognóstica em utilizadores de próteses totais convencionais. Foi obtida uma aprovação para a realização do estudo por parte do comité de ética institucional. O estudo foi planeado como um estudo antes-depois, com pacientes completamente edêntulos a serem avaliados quanto ao fluxo salivar, eficácia mastigatória e capacidade estereognóstica antes e depois da utilização da prótese completa. No total, 32 pacientes foram incluídos no estudo de acordo com os critérios de inclusão e exclusão. Os doentes que se dirigiram à consulta de medicina dentária do departamento de Dentisteria Protética, Coroa e Ponte, K. M. Shah Dental College and Hospital, com uma queixa principal de dificuldade na mastigação de alimentos devido à perda total de dentes, foram considerados para efeitos de seleção da adequação deste estudo.

Foram avaliados os valores de referência SE, OSA e ME. O SF foi avaliado com uma quantidade medida de cera de parafina. A recolha de saliva foi efectuada de manhã, entre as 10 e as 15 horas. Foi pedido ao paciente que engolisse toda a saliva presente na boca. Pediu-se aos pacientes que mastigassem a saliva durante algum tempo. Depois disso, a saliva estimulada foi recolhida num tubo graduado.

A AOS foi avaliada com 12 peças de teste de diferentes tamanhos e formas. Foi mostrada aos doentes uma tabela na qual estavam desenhados os objectos de teste. Pediu-se aos doentes que fechassem os olhos e os provetes foram colocados na boca do doente e pediu-se-lhe que os identificasse com a ajuda da língua, do palato, da bochecha e do lábio. Para evitar a deglutição dos provetes, foi colocado fio dentário em cada um deles. Os doentes têm de identificar os provetes o mais rapidamente possível e assinalar o espaço desenhado na tabela. Os doentes não foram informados da resposta. As respostas foram registadas numa escala de 3 pontos. As respostas foram agrupadas em 3 grupos diferentes.

Grupo 1 - Identificação correta → 2 pontos

Grupo 2 - Uma identificação incorrecta de um grupo semelhante → 1 ponto

Grupo 3 - Uma identificação incorrecta de um grupo dissemelhante → 0 ponto

Por exemplo, se o quadrado fosse colocado na boca do participante, a resposta correta de quadrado recebia 2 pontos, a resposta de retângulo recebia 1 ponto e as respostas de círculo, elipse, triângulo e semicírculo recebiam 0 pontos. Se todas as peças do teste fossem identificadas corretamente, era atribuído um total de 48 pontos.

A eficácia mastigatória foi avaliada com a goma de mascar. A força necessária para a fratura das pastilhas de revestimento duro pode ser considerada como o teste mais difícil. A força necessária para penetrar na pastilha a cerca de 3 mm de separação molar é difícil em comparação com as gomas de mascar de tira fina e macia, porque são menos difíceis devido à força que ocorre perto do contacto com o dente. A goma de mascar foi colocada na boca do doente e foi-lhe pedido que mastigasse durante cerca de 25 toques, uma vez que o número de toques utilizado para a avaliação da EM em doentes mais velhos é de, pelo menos, 20 a 30. A amostra mastigada foi lavada com água corrente e seca com papel absorvente e colocada no exsicador com sílica gel fresca e seca. A amostra foi mantida no exsicador a 750 mmHg durante 72 horas. O processo de dessecação removeu toda a saliva e outros restos de fluidos da amostra de goma. Estas amostras dessecadas foram pesadas.

Após a recolha dos valores de referência, a prótese é fabricada. Os pacientes foram autorizados a usar a prótese durante um período de 6 meses. Os 6 meses foram dados para a adaptação da prótese. Todos os três parâmetros foram avaliados após 6 meses. A diferença no SF foi medida e a pontuação OSA foi calculada. A diferença no ME foi avaliada com a fórmula mencionada abaixo;

A percentagem de perda de peso que ocorre foi calculada da seguinte forma:

Homens = [(Wl-Wf)/Wl - (WDl-WDO/WDl] x lOO

Foram

W1 = Peso inicial da amostra de goma

Wf = Peso final dessecado da amostra de pastilha elástica mastigada

WD1= Peso inicial da amostra de goma de controlo (não mastigada)

WDf= Peso final dessecado do controlo (não mastigado)

As observações foram registadas na folha Performa, tabuladas e comparadas estatisticamente.

As alterações intragrupo (antes e depois) foram analisadas pelo teste t emparelhado. As comparações intergrupos das alterações foram efectuadas através do teste de correlação de Pearson. O valor médio do fluxo salivar antes do uso da prótese total é de 1,797±0,4728 e 6 meses após o uso da prótese total é de 2,734±0,5955. O nível de confiança foi fixado em 95% e foi obtido um intervalo estreito de 0,8021 a 1,073. Foi obtida uma diferença altamente significativa em termos estatísticos ao comparar o fluxo salivar antes e aos 6 meses; valor de p <0,0001.

O valor médio da eficácia mastigatória antes da utilização da prótese completa é de 27,82±5,883 e 6 meses após a utilização da prótese completa é de 41,12±5,040. O nível de confiança foi fixado em 95% e foi obtido um intervalo estreito de 11,31 a 15,30. Foi obtida uma diferença altamente significativa em termos estatísticos ao comparar o fluxo salivar antes e aos 6 meses; valor de p <0,0001.

O valor médio da capacidade estereognóstica antes de usar a prótese completa é de 13,97±2,533 e 6 meses depois de usar a prótese completa é de 16,88±2,871. O nível de confiança foi fixado em 95% e foi obtido um intervalo estreito de 1,853 a 3,960. Foi obtida uma diferença altamente significativa em termos estatísticos ao comparar o fluxo salivar antes e aos 6 meses; valor de p <0,0001.

O valor da correlação de Pearson do fluxo salivar e da capacidade estereognóstica foi de 0,0091, o que é interpretado como uma relação inexistente ou negligenciável entre o fluxo salivar e a capacidade estereognóstica. O valor de r para o fluxo salivar e a eficácia mastigatória apresenta um valor de r de 0,1138, o que significa que não existe uma relação ou existe uma relação negligenciável entre o fluxo salivar e a pontuação da capacidade estereognóstica. A eficácia mastigatória e a capacidade estereognóstica apresentam uma correlação de 0,3297, o que significa que existe uma correlação positiva moderada entre elas.

## CONCLUSÃO

O resultado deste estudo conduziu às seguintes conclusões:

1. O fluxo salivar, a capacidade estereognóstica oral e a eficácia mastigatória melhoraram de forma consistente, clínica e estatisticamente, após o uso da prótese completa durante seis meses.
2. Os valores do Fluxo Salivar não apresentam correlação ou apresentam uma correlação negligenciável com a Capacidade de Estereognóstico Oral e com a Eficácia Mastigatória.

3. A capacidade de estereognóstico oral também não apresenta correlação ou apresenta uma correlação negligenciável com o fluxo salivar.
4. A Eficácia Mastigatória apresenta uma correlação positiva moderada com a Capacidade de Estereognóstico Oral.
5. A reabilitação com prótese completa melhora a eficácia mastigatória, a estereognosia oral e o fluxo salivar, mas apenas a estereognosia está significativamente correlacionada com a melhoria da eficácia mastigatória.

Capítulo 8

# REFERÊNCIAS

1. Ikebe K, Mastuda K, Morii K, Yoshinaka M, Nokubi T, Renner R. Associação da eficácia mastigatória com a idade, contactos oclusais posteriores, forças oclusais e fluxo salivar em pacientes idosos. Int J Prosthodont 2006; 19:475-81.
2. Garrett NR, Kapur KK, Jochen DG. Oral Sfereognostic Ability and Masticatory Performance in Denture Wearers. Int J Prosthodont 1994; 7(6):567-73.
3. Bhandari A, Hegde C, Prasad K. Relação entre estereognose oral e eficiência mastigatória em usuários de prótese total: um estudo in vivo. Braz J Oral Sci.2010; 9(3):358-61.
4. Anastassiadou V, Heath MR, O desenvolvimento de um teste objetivo simples de mastigação adequado para pessoas idosas, utilizando gomas de mascar. Associação de Gerodontologia 2001; 18(2):79-86.
5. Ikebe K, Amemiya M, Morii K, Mastuda K, Yoshinaka M, Yoshinaka M, Nokubi T. Associação entre a capacidade estereognóstica oral e a eficácia mastigatória em utilizadores de próteses completas idosos. Int J Prosthodont 2007; 20:245-50.
6. Yeh CK, Johnson DA, Dodds MWJ, Sakai S, Rugh JD, Hatch JP. Association of Salivary Flow Rates with Maximal Bite Force (Associação das Taxas de Fluxo Salivar com a Força Máxima de Mordida). J Dent Res 2000; 79(8):1560-5

7. Patel JR, Sethuraman R, e Chaudhari J. Avaliação comparativa do efeito de próteses completas na estereognosia oral em pacientes completamente desdentados. Int J Clin Dent Sci. 2010; 1(1):59-63.

8. Grossman RC, Methods for Evaluating Oral Surface Sensation (Métodos de Avaliação da Sensação da Superfície Oral). Faculdade de Medicina Dentária, Centro Médico da Universidade da Califórnia, Los Angeles, Califórnia: 301.

9. Langer A, Michman J. Perceção oclusal após a colocação de próteses completas. J Prosthet Dent 1968; 19(3):246-51.

10. Litwak H, Silverman SI, Garfinkel L. Estereognosia oral em indivíduos dentados e edêntulos. J Prosthet Dent. 1971; 25(2):139-51.

11. Van Aken AAM, Van Wass MAJ, Kalk W, Van Rossum GMJM. Differences in Oral Stereognosis Between Complete Denture Wearers. Int J Prosthodont 1991; 4(1):75-9.

12. Calhoun KH, Gibson B, Hartley L, Minton J, Hokanson JA. Age-Related Changes in Oral Sensation (Alterações relacionadas com a idade na sensação oral). Laryngoscope. 1992; 102:109-16.

13. Slagter Ad P, Olthoff LW, Bosman P, Steen WHA. Capacidade mastigatória, qualidade da prótese e condições orais em indivíduos edêntulos. J Prosthet Dent 1992; 68(2):299-307.

14. Muller F, Link I, Fuhr K, Utz KH. Estudos sobre a adaptação a dentaduras completas: Parte II: Estereognosia oral e sensibilidade tátil. J Oral Rehabil 1995 22; 759-67.

15. Al-Rifaiy MQ, Sherfuddin H, Abdullah MA. Oral stereognosis in predicting denture success. The Saudi Dental Journal 1996; 8(3):126-30.

16. Koshino H, Hirai T, Ishijima T, Ikeda Y. Capacidades motoras da língua e desempenho mastigatório em dentados adultos, dentados idosos e utilizadores de próteses completas. J Prosthet Dent 1997; 77(2):147-52.

17. Mantecchini G, Bassi S, Pera P, Preti G. Estereognose oral em indivíduos edêntulos reabilitados com próteses removíveis completas. J Oral Rehabil 1998; 25:185-9.

18. Pow Edmond HN, Leung Katherine CM, McMillan AS, Wong May CM, Li Leonard SW, Ho SL. Estereognosia oral no acidente vascular cerebral e na doença de Parkinson: uma comparação entre indivíduos parcialmente dentados e edêntulos. Clin Oral Invest 2001;5:112-7

19. Leung KCM, Pow EHN, Mcmillan AS, Wong MCM, Li LSW, Ho SL. Perceção oral e capacidade motora oral em pacientes desdentados com acidente vascular cerebral e doença de Parkinson. J Oral Rehabil 2002; 29:497-503.

20. Ikebe K. et al. Associação da taxa de fluxo salivar com a função oral numa amostra de idosos residentes na comunidade no Japão. Oral Surg Oral Med Oral Pathol Oral Radiol Endod 2002; 94(2):184-90.

21. Okiyama S, Ikebe K, Nokubi T. Associação entre o desempenho mastigatório e a força oclusal máxima em homens jovens. J Oral Rehabil 2003; 30:278-82.

22. Hirano K, Hirano S, Hayakawa I. O papel da função sensório-motora oral na capacidade mastigatória. J Oral Rehabil 2004; 31:199-205.

23. Engelen L, Van der Bilt A, Bosman F. em 2004. Relação entre Sensibilidade Oral e Desempenho Mastigatório. J Dent Res 2004; 83(5):388-92.

24. Kazunori I, Kentaro M, Ken-ichi M, Tomohiro H, Takashi N. Reprodutibilidade e exatidão na medição do desempenho mastigatório utilizando gelatinas de goma de teste. Prosthodont Res Pract 2005; 4(1):9-15.

25. Ikebe K, Nokubi T, Morii K, Kashiwagi J, Furuya M. Associação da força de mordida com o envelhecimento e suporte oclusal em adultos mais velhos. J Dent 2005; 33:131-7.

26. Ikebe K, Amemiya M, Morii K, Matsuda K, Yoshinaka MF, Nokubi T. Comparação da estereognosia oral em relação à idade e

à utilização de próteses completas. J Oral Rehabil 2007; 34:345-50.

27. Kawagishi S, Kou F, Yoshino K, Tanaka T, Masumi S. Diminuição da capacidade estereognóstica da língua com a idade. J Oral Rehabil 2009; 36:872-9.

28. Amarasena J, Jayasinghe V, Amarasena N, Yamada Y. Oral Stereognostic Ability during Adaptation to New Dentures in Experienced and Non-experienced Complete Denture Wearers. J. Oral Bio sci. 2010; 52(2):181-6.

29. Kumamoto Y, Kaiba Y, Imamura S., Minakuchi S. Influência da cobertura palatina na função oral - Capacidade estereognóstica oral e eficiência mastigatória. J Prosthodont Res 2010; 54:92-6.

30. Ladha KG, Verma M. The Effect of Oral Submucous Fibrosis on Oral Stereognostic Ability (O Efeito da Fibrose Submucosa Oral na Capacidade de Estereognóstico Oral). Um estudo preliminar. J Prosthodont 2011; 20:428-31.

31. Kale AA, Godbole SR, Sathe S. A Comparative Evaluation of Oral Stereognosis in Dentulous Patients and in Edentulous Patients with and without Denture -An In vivo study. Archives Oral Sci & Res 2013; 3(2):110-7.

32. Singh V, Mattoo KA. Oral stereognosis pattern in patients with dental prosthesis in the elderly population (Padrão de estereognose

oral em pacientes com próteses dentárias na população idosa). Int J Clin and Exp Physiol 2014; 1(3):211-5.

Capítulo 9

# ANEXOS

# ANEXO I

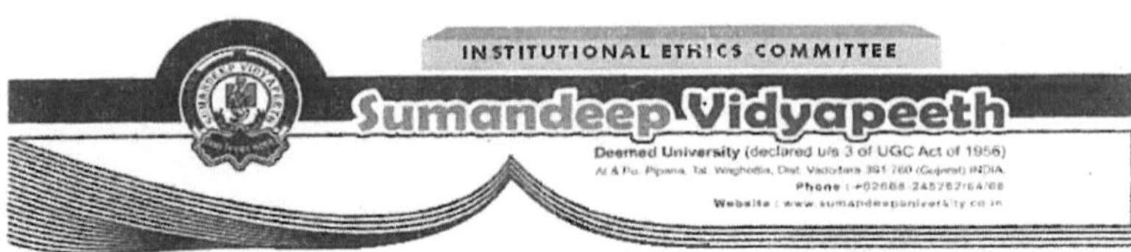


Reg.No.ECR/152/INST/GJ/2013



Date: 18.1.2014

SUMANDEEP VIDYAPEETH INSTITUTIONAL ETHICS COMMITTEE
OUTWARD: SVIEC/ON/DENT/BNPG 13/D14214
DATE: 18.1.14
SIGN.:

DR.DIPTESH RAMI (MDS Part I)
Dept. of Prosthodontics, crown & bridge
KMSDCH, Sumandeep Vidyapeeth,
Piparia, Waghodia Road,
Vadodara-391760,
Gujarat

**Ref:** Your dissertation synopsis entitled "CORRELATION BETWEEN ORAL STEREOGNOSTIC ABILITY, SALIVARY FLOW AND MASTICATORY EFFECTIVENESS IN CONVENTIONAL COMPLETE DENTURE WEARERS: AN IN VIVO STUDY" submitted to the SV IEC for approval.

**Sub: Approval for conducting the referenced study**

Dear Dr.Diptesh,

The Sumandeep Vidyapeeth Institutional Ethics Committee (SV IEC) has reviewed your above mentioned dissertation synopsis, we are pleased to inform you that after due delegations, the SV IEC has approved your study to be conducted in the presented manner.

The study needs to be initiated within one year of issuing of this approval. In case the study is not initiated within one year, the Ethics Committee expects to be informed about the reason for the same and a fresh approval will have to be obtained subsequently.

The Sumandeep Vidyapeeth Institutional Ethics Committee expects to be informed about the progress of the study (every 6 months), any Serious Adverse Event (SAE) occurring in the course of the study, and if any changes are made in the protocol or patient information/informed consent the SVIEC needs to be informed about this in advance and an additional permission is required to be taken. The SVIEC also requires you to submit a copy of the final study report.

**Dr Sandip Shah**
**Member Secretary**
**Sumandeep Vidyapeeth**
**Institutional Ethics committee**

ETHICS COMMITTEE
(Sumandeep Vidyapeeth University)
At. Po. Piparia, Tal. Waghodia,
Dist. Vadodara - 391760.

# ANEXO II

# Sumandeep Vidyapeeth Institutional Ethics Committee (SVIEC)

Declerad as deemed to be university u/s 3 of UGC act of 1956
At & Po Pipariya.Ta. Waghodia,
Dist. Vadodara-391760 (Gujarat) India, Phone :+02668-245262/64/66
E-Mail : rd.sumandeep@gmail.com | www.sumandeepuniversity.co.in

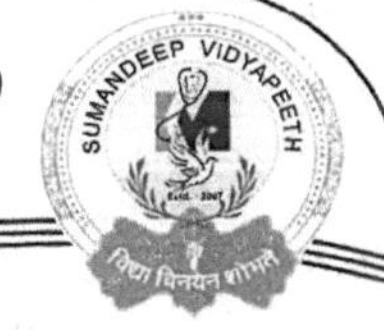

SUMANDEEP VIDYAPEETH
INSTITUTIONAL ETHICS COMMITTEE
OUTWARD: SVIEC/ON/Dent/BNPG14/D-15085
DATE: 28-9-15
SIGN.:



Date: 28th Sep 2015

## STUDY COMPLETION CERTIFICATE

This is to certify that your study entitled; "Correlation between Oral Stereognostic Ability, Salivary Flow andMasticatory Effectiveness in Conventional Complete Denture Wearers - An In Vivo Study" Research project was done by **Dr. Diptesh Rami** (PG Student, Dept of Prosthodontics, Crown and Bridge, K.M.S.D.C.H., Sumandeep Vidyapeeth, Pipariya, Waghodiya, Vadodara 391760 Gujarat) and it was conducted to the satisfaction of the Sumandeep Vidyapeeth Institutional Ethics committee.

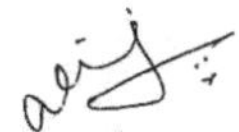

**Dr Niraj Pandit**
**Member Secretary**
**SV Institutional Ethics committee**

SUMMANDEEP VIDYAPEETH
INSTITUTIONAL ETHICS COMMITTEE
AT & P.O. PIPARIA, TAL. WAGHODIYA,
DIST. VADODARA-391760.

## ANEXO III

### FICHA DE INFORMAÇÃO DO PARTICIPANTE

Caro,

Título do estudo: **Correlação entre a capacidade estereognóstica oral, o fluxo salivar e a eficácia mastigatória em utilizadores de próteses totais convencionais: um estudo in vivo**

Este estudo está a ser realizado para verificar se existe alguma relação entre a capacidade de reconhecer a forma e o tamanho do objeto colocado na boca, a taxa de fluxo salivar e a eficácia da mastigação em utilizadores de próteses completas. Este estudo inclui 3 medições: taxa de fluxo salivar, capacidade de reconhecer a forma e o tamanho de um objeto colocado na boca e eficácia da mastigação antes e depois da construção de uma prótese completa. Terá de visitar este hospital cinco vezes para fazer as suas próteses e uma vez seis meses depois de usar as novas próteses.

Na primeira parte deste estudo, ser-lhe-á pedido que engula a saliva da boca, mastigue uma quantidade medida de cera de parafina durante dois minutos, ao seu próprio ritmo, e depois cuspa para um tubo graduado.

Na segunda parte deste estudo, ser-lhe-á mostrada uma tabela com várias formas e tamanhos dos objectos utilizados para o estudo. De seguida, pedimos-lhe que feche os olhos e abra a boca. Qualquer um dos 12 objectos esterilizados será colocado na parte média superior da sua língua. Terá então de fechar a boca e sentir o objeto com a língua, a bochecha e o palato e indicar a forma apontando para a forma apropriada na tabela. Foi fixado um material semelhante a um fio ao objeto que ficará saliente da boca. Isto foi feito para evitar a deglutição ou a inalação do objeto. O mesmo procedimento será seguido para todos os 12 objectos com e sem próteses. A sua capacidade de reconhecer a forma com e sem dentadura será registada.

Na terceira parte deste estudo, ser-lhe-á dada uma pastilha elástica que terá de ser mastigada durante 25 toques antes e depois de usar a prótese. Em seguida, terá de cuspir essa pastilha elástica e, com base nisso, será conhecida a sua eficácia mastigatória ou a sua capacidade de mastigar.

A metodologia utilizada neste estudo tem riscos e complicações mínimos. A sua participação neste estudo não tem qualquer benefício direto para si, mas pode ser benéfica para a sociedade dos utilizadores de próteses totais como um todo.

Gostaria também de o informar que os resultados obtidos com este estudo serão utilizados apenas para publicações, apresentações e manutenção de registos. Reserva-se a liberdade de se retirar do estudo em qualquer altura, sem apresentar qualquer justificação para tal. Durante a realização do estudo, se tiver dúvidas, questões ou queixas, pode contactar o investigador principal. Os seus contributos e sugestões valiosas são muito apreciados. Agradecemos a sua participação como participante de grande valor.

**Investigador principal**

# ANEXO IV

Faculdade de Medicina Dentária e Hospital K.M. Shah

**Piparia, Ta. Waghodia, Dist.Vadodara Pin 391760**

Formulário de Consentimento Informado (ICF) para Participantes em Investigação
Programas que envolvem estudos em seres humanos

**Título do Estudo: -** Correlação entre a capacidade estereognóstica oral, o fluxo salivar e a eficácia mastigatória em utilizadores de próteses completas: um estudo in vivo

SVIEC/ON/DENT/BNPG-13/D14214

Iniciais dos participantes:______

Data de nascimento / Idade____( Anos)

Confirmo que li e compreendi a ficha de informação relativa ao estudo em causa e que tive a oportunidade de colocar questões. (Sim / Não)

Compreendo que a minha participação no estudo é voluntária e que sou livre de me retirar a qualquer momento.

a qualquer momento, sem indicar qualquer motivo, sem que os meus cuidados dentários ou direitos legais sejam afectados.
(Sim / Não)

Compreendo que o investigador deste estudo, outras pessoas que trabalhem em nome do investigador, o Comité de Ética e as autoridades regulamentares não necessitarão da minha autorização para consultar os meus registos de saúde, tanto no que diz respeito ao estudo atual como a qualquer outra investigação que possa ser realizada em relação ao mesmo, mesmo que eu me retire do estudo. Concordo com este acesso. No entanto, compreendo que a minha identidade não será revelada em qualquer informação relacionada com terceiros ou publicada. (Sim / Não)

Concordo em não restringir a utilização de quaisquer dados ou resultados resultantes deste estudo, desde que essa utilização se destine apenas a fins científicos. (Sim / Não)

Concordo em participar no estudo acima referido. (Sim / Não)

Assinatura (ou impressão digital do polegar) dos participantes /

Representante legalmente aceite ________________
Nome do signatário__________________________ Data___________

Assinatura do investigador__________________Data_________

Nome do investigador do estudo____________________ Data _______

Assinatura da testemunha imparcial _______________Data_____

Nome da testemunha_______________________________________

# ANEXO V

## DEPARTAMENTO DE PRÓTESE DENTÁRIA, COROA E PONTE

## K.M. SHAH DENTAL COLLEGE & HOSPITAL

## FORMULÁRIO PARA RECOLHA DE DADOS

**NÚMERO DE PARTICIPANTE:___________________ IDADE/SEXO:_____**

| **Fluxo salivar ml/min** | |
|---|---|
| Antes de usar uma prótese completa | |
| Depois de usar uma prótese completa | |

| **Eficácia mastigatória** | **W1** | **Wf** | **WD1** | **WDf** | **MEn** |
|---|---|---|---|---|---|
| Antes de usar uma prótese | | | | | |
| Depois de usar uma prótese | | | | | |

| **Identificação como sem dentadura completa** | | | | | | | | |
|---|---|---|---|---|---|---|---|---|
| Peça | Retâng | Quadr | Elip | Círc | Semicír | Triâng | Total de | Tot |
| Retângu | | | | | | | | |
| Quadra | | | | | | | | |
| Elipse | | | | | | | | |
| Círculo | | | | | | | | |
| Semicír | | | | | | | | |
| Triângu | | | | | | | | |

| **Identificação como com prótese completa** | | | | | | | | |
|---|---|---|---|---|---|---|---|---|
| Peça | Retâng | Quadr | Elip | Círc | Semicír | Triâng | Erro de | Tot |
| Retângu | | | | | | | | |
| Quadra | | | | | | | | |
| Elipse | | | | | | | | |
| Círculo | | | | | | | | |
| Semicír | | | | | | | | |
| Triângu | | | | | | | | |

INVESTIGADOR PRINCIPAL PESSOAL DOCENTE ASSINATURA

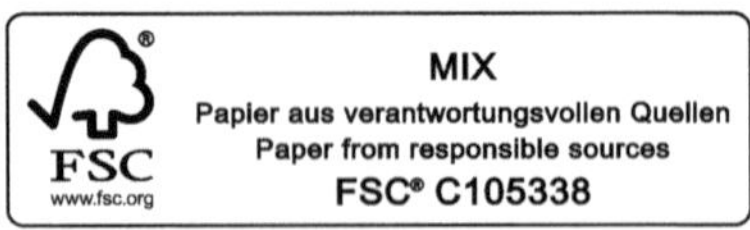


Printed by Books on Demand GmbH, Norderstedt / Germany